JN007229

目　次

ごあいさつ

2021年３月11日で東日本大震災と福島原発事故から10年です。

地震、津波、原発の爆発、失われた命と生活。思い返せば身震いする出来事でした。

もう思い出すのもいやだという方も、たくさんおられると思います。

しかしながら、原発事故は人災です。国が推進した原発政策、利益を最優先した電力会社が引き起こした大事故です。しかし、10年たっても原発をエネルギー政策の柱として再稼働を進める国の政策は変わっていません。原発推進のために事故の影響を小さく見せ、被害者への棄民政策を進める政治は変わっていないのです。反省どころか原発再稼働のために必死になっている電力会社も同様です。

私たち京都・市民放射能測定所は、原発事故がもたらした放射能汚染の実態を知らせ、汚染から市民を守るために2012年５月の開設以来、食品そして土壌などの測定を続けてきました。放射能は目に見えませんが、測定器はその存在を教えてくれます。

私たちは年２回、５月は開設記念のつどい、秋は学習講演会を開催し、放射能による健康被害の問題について市民に知ってもらう企画を続けてきました。

そして、その内容をパンフにまとめ、広げる取り組みをしてきました。

2018年に発行した第一号パンフ『原発は事故がなくても危険』は、原発や再処理工場そのものが、事故がなくてもトリチウムを大量放出して健康被害をもたらしていることを明らかにし、安全をないがしろにした原発規制基準の実態を批判しました。

2019年に発行した第二号パンフ『被ばくは低線量でも危険』は、被ばくは低線量であっても危険であることを、医学者の方の実証実験や医師の研究報告をもとに明らかにしました。

そしてこの第三号パンフは、2020年５月に開催した『開設８周年のつどい』での講演『徹底検証─福島甲状腺がんは本当に原発事故と無関係か？甲状腺検査評価部会の欺瞞を読み解く』と、2020年11月に開催した学習講演会での講演『「黒い雨」訴訟判決の内容と意義について』を収録したものです。そして、京都・市民放射能測定所の８年間の取り組みを紹介させていただいています。

被ばくによる甲状腺がんの発生はまぎれもないこと。内部被ばくの危険を認めた画期的な「黒い雨」訴訟判決の意義。それを詳しく、わかりやすくまとめたパンフだと自負しています。

ぜひこのパンフを多くの方にお読みいただき、原発事故は10年たっても終わっておらず、放射能汚染と健康被害は続いていることを、広めていただければと思います。

どうぞよろしくお願いいたします。

2021年４月

京都・市民放射能測定所

「黒い雨」訴訟判決の内容と意義について

於　2020年11月29日（日）　こどもみらい館

プロフィール

平　信行　（たいら　のぶゆき）
京都「被爆二世・三世の会」世話人代表

皆さん、こんにちは。平です。

今日は、こういう機会を与えていただきまして、ありがとうございます。

私は、2012年に京都の「被爆二世・三世の会」という会を、仲間の皆さんと一緒に立ち上げました。ちょうど今年で8年が経ったところです。今日は、『「黒い雨」訴訟判決の内容と意義について』というタイトルで話をするように依頼されたのですが、こういう内容でお話をするには、正直に申し上げますと、私は原告でもありませんし、弁護士でもお医者さんでも研究者でもないんですね。荷が重い点も、実はあるんです。

ただ、2015年に「『黒い雨』訴訟を支援する会」が立ち上がって、同時に提訴になったわけですが、最初の段階から、私は「支援をする会」の会員にならせていただいています。「支援する会」は、訴訟がある都度、『支援をする会ニュース』を発行して会員の皆さんに情報提供されています。私はその都度、しっかり目を通すようにしてきました。

本当は実際の法廷の場に行って、傍聴を何度かしたいなという気持ちもあったのですけれども、結局、そういう機会を持つことができない状況が続き、直接会ってお話を聞くとかもできないまま、今日に至りました。

ですので、今日の私のお話は、こういうニュースに基づいた現地の情報や、判決後に出されたいろいろな識者の方のコメントや評価、そういうものを勉強させていただいて、皆さんにお話しするということになりました。少し勉強不足の点もあるかもしれませんけれども、その辺は、どうかご容赦いただきたいのです。

できましたら、今日の私の話をきっかけに、この「黒い雨」訴訟のことについて、お互い、勉強していくきっかけにしていただけたらいいな、と思っております。

「被爆者」とは

最初に、「黒い雨」訴訟ということで被爆にかかわるお話ですので、「被爆者」という人たちが、今どういう状況か簡単に紹介させていただきます。

「被爆者」はそもそも何人ぐらいいるのか。広島・長崎を合わせて、ざっと70万人ぐらいと言われています（①）。

そのうち「爆死者数」は、原爆が落ちた1945年度

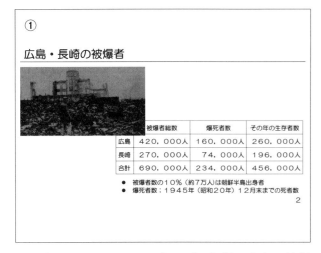

① 広島・長崎の被爆者

	被爆者総数	爆死者数	その年の生存者数
広島	420,000人	160,000人	260,000人
長崎	270,000人	74,000人	196,000人
合計	690,000人	234,000人	456,000人

● 被爆者数の10%（約7万人）は朝鮮半島出身者
● 爆死者数：1945年（昭和20年）12月末までの死者数

中に亡くなった人々で、もっぱら初期の強力な放射線によって非常に強い被害を受けて亡くなっていった場合が多く、23万4000人といわれています。70万人のうちの3割を少し超えるぐらいの人たちが、もうその年中に亡くなっています。あとは、その年は生き延びることができたわけですが、当然、翌年以降も亡くなっていかれた状況になっています。

70万人という被爆者数なのですが、よく「日本は唯一の被爆国」と言われますけれども、実はそのうちの1割は、主に朝鮮半島出身者の人たちです。戦中戦前、多くの朝鮮半島からの人たちが、強制的に日本に連行されたり、やむを得ず日本に来ざるを得なかったのですが、その人たちもたくさん犠牲になっています。このことは、しっかり銘記しておきたいと思っております。

その「被爆者」の人たちが、人数としてどんな推

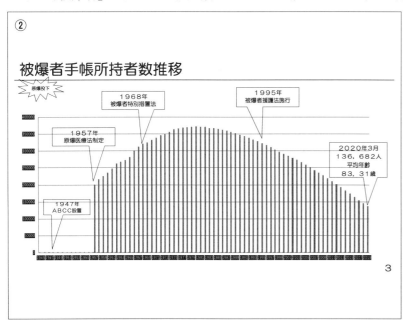

移をしているかをグラフにしました（②）。これは被爆者数ではなく、あくまでも、被爆者の中でも「被爆者手帳」を持っている人数の推移です。

なぜそこに拘るかといいますと、本当は被爆をしていながらも手帳を持つことができなかった人、あるいは持とうとしなかった人たちが、決して少なくはないからです。

今日、お話をするテーマの「黒い雨」を浴びた人たちは、自分は「被爆者」だ、実際に被爆をしているんだと認識しておられますし、私たちもそう認識しているわけです。でも「黒い雨」を浴びた人たちは、被爆手帳を持つことは今現在もできていません。だから、その人たちはこのカウントには入っていないわけですよね。

そういうことで、「被爆者」と「被爆者手帳を持っている人」は、ちゃんと区別して見ていかなければならなく、こういうグラフにしております。

1945年に原爆が投下され、1947年にABCC（Atomic Bomb Casualty Commission）という組織、今でいう「放射線影響研究所」がスタートしています。米軍、アメリカは、もう2年後には、たくさんの被爆者をサンプルにして、被爆者の調査・研究を始めていたのです。

ですけれども、一切治療はしない、救済はしなかったんです。12年間も広島・長崎の被爆者の人たちは、全く放置されて、一切の救済・援助は何もされないまま、棄民状態で扱われてきた、というのが歴史です。

福島の原発事故が、来年で10年ですね？　大体時間的な感覚で言えば、それに近いものがあると思います。

けれども、12年間そういう状態が続いていて、その後、ビキニの水爆実験の被害などが明らかになってくる中で、国民的な原水禁運動が盛り上がりました。それも力にしながら、被爆者の皆さんも立ち上がって、やっと12年後の1957年に「原爆医療法」が初めて制定されて、そこで手帳制度もでき、

③

原子爆弾被爆者に対する援護に関する法律 ― 被爆者援護法　１９９４年（平成６年）

前文
　昭和20年8月、広島市及び長崎市に投下された原子爆弾という比類のない破壊兵器は、幾多の尊い生命を一瞬にして奪ったのみならず、たといー命をとりとめた被爆者にも、生涯いやすことのできない傷跡と後遺症を残し、不安の中での生活をもたらした。
　このような原子爆弾の放射能に起因する健康被害に苦しむ被爆者の健康の保持及び増進並びに福祉を図るため、原子爆弾被爆者の医療等に関する法律及び原子爆弾被爆者に対する特別措置に関する法律を制定し、医療の給付、医療特別手当等の支給をはじめとする各般の施策を講じてきた。また、我らは、再びこのような惨禍が繰り返されることがないようにとの固い決意の下、世界唯一の原子爆弾の被爆国として、核兵器の究極的廃絶と世界の恒久平和の確立を全世界に訴え続けてきた。
　ここに、被爆後50年のときを迎えるに当たり、我らは、核兵器の究極的廃絶に向けての決意を新たにし、原子爆弾の惨禍が繰り返されることのないよう、恒久の平和を念願するとともに、国の責任において、原子爆弾の投下の結果として生じた放射能に起因する健康被害が他の戦争被害とは異なる特殊の被害であることにかんがみ、高齢化の進行している被爆者に対する保健、医療及び福祉にわたる総合的な援護対策を講じ、あわせて、国として原子爆弾による死没者の尊い犠牲を銘記するため、この法律を制定する。

4

④

法律上の被爆者の定義　（被爆者援護法第一条）
■次の各号のいずれかに該当し、被爆者健康手帳の交付を受けた者

区分	条件	備考	2020年3月	
一　直接被爆	原爆投下当時、広島市若しくは長崎市内、又は政令で定める隣接区域内にあった者		85,306人	62.4%
二　入市被爆	原爆投下時から起算して政令で定める期間内に政令で定める区域内に在った者	原爆投下から2週間以内に広島市若しくは長崎市の爆心地から2kmの区域内に立ち入った者	29,208人	21.4%
三　その他被爆	原爆が投下された際またはその後、身体に原爆放射能の影響を受けるような事情の下にあった者	被爆者の救護、死体の処理、黒い雨（一部）など	15,289人	11.2%
四　胎内被爆	上記の事情の下にあった者の胎児であった者	広島：1946年5月31日迄 長崎：1946年6月　3日迄	6,879人	5.0%
合　計			136,682人	

5

認められる人は手帳を持つことができるようになったというのが歴史です。

　法律については、1968年に「被爆者特別措置法」、1995年の戦後被爆50年の節目の年に、現在の法律である「被爆者援護法」が制定されました。

　最大時は36〜37万人、手帳を持っている人たちがいましたが、年月の推移で亡くなっている方たちも多く、今は減ってきています。一番直近のデータで、2020年3月、13万6682人が全国で手帳を持っておられる人たちの数で、平均年齢が83.31歳となっています。

　この京都府下では、手帳を持っている人たちが900人を切りまして、今8百数十人になっています。

　「被爆者援護法」（③）という法律が1994年に国会で可決され、1995年から施行されています。この法律が元になって、今の「被爆者援護制度」が設けられています。

　重要なのが、アンダーラインを引いているところです。この法律は、「国の責任において」、これはいいんですけれども、「原子爆弾の投下の結果として生じた放射能に起因する健康被害が他の戦争被害とは異なる特殊の被害であることにかんがみ」「この法律を制定する」となっています。

　実は、すらすら読み通せば、ああ、そうか、そのとおりかもしれないとなるわけですけれども、重要な意味がありまして、「戦争被害」というのは、広島・長崎の被爆者だけではないわけですよね。東京、大阪他、多くの都市で大空襲があり、たくさんの人の命が犠牲になっていますし、不自由な体に

なった人とか、経済的に困窮に陥った人とか、あるいは孤児になって親がないまま戦後生きざるを得なかった人たちがいるわけです。そういう人たちも被害に遭っています。

　沖縄では地上戦があって、軍隊だけではなくて、軍隊の人数以上に一般の住民がたくさん犠牲になって、大変な状況があったわけです。「戦争被害」というのは、そういうのもあります。

　あるいは、シベリア抑留者とか、南太平洋のいろんな島に、当時は日本が植民地として進出していましたので、そこに住んでいた一般の人たちもたくさんいるわけです。ですから「戦争被害者」はたくさんいたわけですが、それらの人たちは、戦後、一切ないしほとんど補償されることがないまま放置されてきているわけです。

　その中で、「被爆者」には「被爆者援護法」が制定をされたわけですけれども、そのときの理由づけとして、「被爆者」というのは特別だと書いてあるのがこの一文です。そのことをもって、じゃあ、ほかの被害者は放置されていいのかというのは、やっぱり大きな問題があると思っています。なので、被爆者援護法のこの一文も素直には受け取れない面があります。

　「被爆者援護法」に基づいて、法律的に「被爆者」を定義したのが④です。全部で四つの被爆状況に応じて「被爆者」が法律上で認められているわけですが、第一項めは「直接被爆」です。一番爆心地に近いところで放射線、熱線も浴びて大きな被害に遭った人たちで、「直接被爆者」といわれています。

どの範囲かといえば、原爆が落とされた瞬間、広島市、長崎市、あるいは、政令が定めるその隣接区域にいた人が、直接被爆、「被爆者」として認められています。

第二項目が「入市被爆」といって、原爆投下時の瞬間には広島や長崎の街にはいなかったが、それから2週間以内に、爆心地から2km以内の区域内に立ち入った人です。2週間経って以降の人の場合は、同じく2km以内に1週間以上ずっといたこと。そんなことを条件づけられた人が「入市被爆者」になっています。

第三項目が「その他被爆」で、「原爆が投下された際またはその後、身体に原爆放射能の影響を受けるような事情の下にあった者」ということです。具体的には、例えば「被爆者の救護、死体の処理」等々に携わった人です。これもいろんな条件がつくのでしょうが、認められています。

実際に私が知っている京都の被爆者の方で、長崎に原爆が落とされたときに、長崎から約20km離れた大村海軍病院の看護師さんを務めていた方がおられます。20kmですから、はるかかなたに原子雲が上がったとか、閃光が少し見えたということはありますが、それ以上のことはなかったのです。けれども、ここにたくさんの長崎の被爆者の人たちが収容されて、その介護・救護に何百人という人たちに当たったということです。その人は京都出身者で大村海軍病院に派遣されたけれども、長崎市内には、とうとう一歩も立ち入ることがなかったわけです。でも20km離れた海軍病院でそういうことに従事したことで、被爆をしている影響があるということで、「被爆者」として認められた、例えば、そんな例です。

「黒い雨」が今日のテーマですけれども、「黒い雨」に当たったという人も、ごくごく一部の例として、認められています。

実は、今日のお話のテーマでもあり、「黒い雨」を浴びた人たちは、「私たちも放射線の影響を受けている。放射性物質の影響を受けている。だから、「被爆者」として認めるべきだ。それは、この第三項に該当するんだ。だから認めてほしい」という訴

えをされていて、ここが焦点になるわけです。

第四項目は、「胎内被爆者」で、第一から第三項目に該当する人がお母さんで、原爆に遭った瞬間に胎内にいた人です。その人たちが生まれたときに、それも親と同じような「被爆者」として認めようと「胎内被爆者」という扱いになっています。一応生年月日で切って、翌年（1946年）の5月31日までに生まれた人は「胎内被爆者」になっています。長崎の場合は、その3日後までに生まれた人は「胎内被爆者」という扱いになっています。これを1日でも過ぎると、「胎内被爆者」ではない。私たちと同じような「二世」だという扱いになっているわけです。

「被爆者」は現在どんな援護を受けているのか

この「被爆者」の人たちが、どういう援護・支援を受けているのかをざっと紹介しています。これは基本パターンなんですけどね（⑤）。

「被爆者」であれば全員が受けられる制度は、年2回の健康診断や、医療費の自己負担分の補てんです。いろんな医療保険、国民健康保険とかありますよね。入っていても大体3割ぐらいは自己負担になっているわけですが、その3割分は国がちゃんと援助しましょうと。結果的に、本人は医療費を負担しなくてもいいという制度になっています。

私の親も、昨年10月に亡くなったのですが、最期は入院をしていて亡くなりました。病院のお世話に随分かかりました。今思っても、この医療費の補てんというのは、本当に大きな援護制度になってい

⑤

現在の被爆者支援制度の内容　（被爆者援護法）

全　員	健康診断年2回（うち1回はがん検診）	
	医療保険の自己負担分補てん（一部例外）	医療費の自己負担分免除
	介護保険・医療系サービスの自己負担分補てん	
	葬祭料支給	209,000円
要件を満たした者	定められた11疾病に罹った場合	健康管理手当　34,970円/月
	原爆症認定（原爆放射線が原因で疾病に罹っていると認定された場合）	医療費の全額補償
		医療特別手当　142,170円/月
	その他	保健手当、介護手当　小頭症手当など

6

て、たくさんの人が助けられているのではないかと思っています。

あとは、介護保険も同様の扱いになっているのと、亡くなったときの葬祭料支給というのもあります。

それから、全員が対象というわけではないのですけれども、一定の要件を満たした場合には、「健康管理手当」が支給されます。それから、ずっと私たちが携わってきた「原爆症認定」に認定されたら、医療費の全額補償や医療特別手当が支給される等々が補償されています。

この「要件を満たした者」が「定められた11疾病に罹った場合」には、「健康管理手当」を支給するということになっていて、ざっと９割ぐらいの被爆者の方は、その疾病に該当し、今手当を受けられています。

このことが、今度の「黒い雨」訴訟にも、非常に大きなかかわりを持ってくるようになっています。

以上が、被爆者の概要と援護制度の内容です。

健康診断受診者証とは

「被爆者健康手帳」がどういう人たちに支給され、手帳を持てば、どんなふうな援護制度があるかというのを説明したのですけれども、それに加えて、ちょっとややこしいのですが、原爆投下当時、ある定められた区域にいたことが証明されれば、「健康診断受診者証」というのが交付されるという制度ができています（⑥）。

この「健康診断受診者証」が交付されるということ

とは、例えば、医療費の援助とか、「健康管理手当」が出されるとかいう援護は受けられないんだけれども、あくまで健康診断だけは「被爆者」と同じように受けられますよという制度になっています。

このことが、今回の「黒い雨」訴訟でも関係はしてきます。さらに、健康診断の結果、11の疾病に罹っていることが認められれば、その人たちは、その段階で「被爆者健康手帳」が交付されます。要するに「被爆者」として認められると。２段階、ステップを踏んだようなややこしい仕組みになっているわけです。

そういう制度に基づいて、1974年と1976年に、一定の区域を政令で「健康診断特例区域」に指定しました。この「健康診断特例区域」に該当する人は、「健康診断受給者証」が交付されます。

では、その11疾病というのは、どういう疾病なのかを紹介します（⑦）。こういう疾病に罹っている人たちには「健康管理手当」を支給する、「被爆者」として認められるということで、〔1〕の「造血機能障害を伴う疾病」から、〔11〕の「潰瘍による消化器機能障害を伴う疾病」までが11疾病です。

私も、医療のことなんかは全然素人で詳しくはないのですが、ざっと見てこれだけの疾病が認められるということは、これ以外の疾病は、よほど珍しいというか、特異な病気以外はないのではないかと思います。大抵の人は、いろんな疾患、病気になれば、どれかに該当するのではないかと思います。

ですから、「健康診断受給者証明書」をもらった人が、何かのことで病気になったときに、かなり多

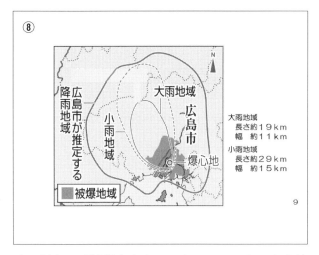

⑧

大雨地域
広島市が推定する
降雨地域

大雨地域
広島市

小雨地域

爆心地

大雨地域
長さ約19km
幅 約11km

小雨地域
長さ約29km
幅 約15km

被爆地域

9

くの割合で「被爆者」として認められるという実態になっているということです。

「黒い雨」はどこに降ったか

ここから、少し本題に入ります（⑧）。さっき説明しました、広島の場合の「健康診断受給者証」が交付される特例地域というのが、この実線で囲った「大雨地域」です。この中で「黒い雨」を浴びたという人は、健康診断を受ける権利が証明されたと。なおかつ、その人が11の疾病に罹れば、それは、「被爆者健康手帳」も支給されることになっています。

なぜ、このように地域が指定されたのかというと、「黒い雨」があって、それが非常に強い雨だったので、広島市とか広島県が、原爆による健康被害の可能性もあって心配なので健康診断だけは認めるようにしましょう、となったからです。

これが、卵形ですけれども、長さが19km、幅が11kmのこの「大雨地域」です。一方「小雨地域」と区別しているのは、この点線で囲っている地域なんです。縦で言えば、「大雨地域」より10kmぐらい長い範囲になります。

「黒い雨」が降ったときに1時間以上降ったような地域を、大体「大雨地域」として制定し、1時間未満でやんでしまったという地域は、降るのは確かに降ったんだけれども、それは「小雨地域」だというような概念でまとめられています。

その後、「黒い雨」訴訟を頑張っている人たちの大きな運動があり、その後行われた広島市や広島県の調査の結果、実際にはこのさらに広い範囲まで「黒い雨」は降ったとなっています。このギャップといいますか、この範囲の大きさの違いが裁判を、「黒い雨」訴訟を闘う1つの要因になっているわけです。

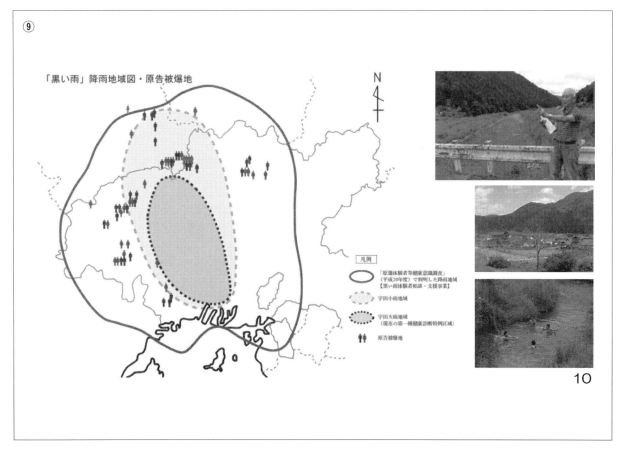

⑨

「黒い雨」降雨地域図・原告被爆地

N

凡例

「原爆体験者等健康意識調査」
（平成20年度）で判明した降雨地域
【黒い雨体験者相談・支援事業】

宇田小雨地域

宇田大雨地域
（現在の第一種健康診断特例区域）

原告被爆地

10

ですから、この辺の「小雨地域」に住んでいて、「黒い雨」を浴びて、実際にいろんな障害を発症したという人たちは、この「大雨地域」と同じように補償すべきだというのが、直接的な要求といいますか、運動になっているわけです。

これは、広島市の市街地に「直接被爆」として認められている地域です。私は両親共被爆者で、父親は、宇品のあたりで、港に泊まっている船の甲板の上で被爆をしたのですが、大体爆心地から5kmぐらいです。母親は江波という港町で被爆をしている。それは4kmぐらいです。大体この4～5kmぐらいの範囲が「直接被爆地域」として認められています。

これはちょっと余談になりますが、広島市街地、地図上で、これが広島市の範囲です。これを越え海田町になるとか、別の町名になるわけです。そこはもう被爆地域ではないというように、今のところ設定されていて矛盾した話だと思っています。広島はわりと平坦な地ですから放射性物質は同心円的に広がったと思うのですが、地図に基づいてそういう区分けがされるのは疑問にも思っております。

⑨は、広島県と広島市が実際に調査をした結果に基づいた地図です。さっき紹介したように、これが「大雨地域」「小雨地域」、その後調べてわかったこの広い地域が実際の降雨地域ということになっています。

今回の裁判の原告の人たちは、大体どこのあたりにおられたのかというのをプロットしたものがこの図面です。この「大雨地域」の範囲におられた方は、既に認められているので、改めて裁判を起こすとか何かを求めるということはなくていいので、原告という方はいらっしゃらないわけです。

そうではない地域の人たちが、こんなにたくさん、私は確かに「黒い雨」を浴びたと、なおかつ、いろんな原爆が原因だと思われるような病気も発症していると、立ち上がって裁判を進められてきたわけです。その際に、じゃあ、どこにいたのかということを、実際にプロットしたものが、こうなっています。

これも余談になりますが、市町村合併で非常に広い範囲が広島市になってしまいましたが、元々は隣接していたこの地域が北広島町という町名になっていて、私の出身はこの辺です。この辺で生まれ育って、高校生まで過ごしていました。ですから、今私の帰省地は北広島町ですが、その一部も実際に「黒い雨」が降った地域ということで、原告の人たちもおられます。

そういう意味で今回の裁判というのは、田舎に帰るときは、大体広島駅まで来て、ここから高速道路を走る路線バスで、この辺の地域を走って帰りますので、私にとっては親近感があるというか、身近な問題として「黒い雨」について感じています。

写真を3枚つけていますけれども、これは、この辺の風景は大体こんなところだと紹介するためにつけたものではないのです。

この写真、川が流れていますよね。この川を境にして、こっちは「大雨地域」、こっちは「小雨地域」、そういう設定がされているわけです。同じ地域、同じ部落ですよ。それが川を挟んだ隣の人は「被爆者」として認められていて、こっちは認められていない。雨が違ったと、大雨だった、小雨だったという地域というのは、誰が一体証明するんだと。誰も証明できないし、実際にここにいた人たちは、そんな違いは全然感じていないと。

なのに、そういう状況を作られていて、やはり「被爆者」の援護制度というのは、決して小さい問題ではないので、住民同士のいがみ合いとか、人間関係がおかしくなっていくとか、そういうことが随分あって、住んでいる人たちは大変悩みが多かったようです。

この写真は山が映ってるんですが、原爆が落ちて「黒い雨」が降ったときに、小学校6年生ぐらいだった人の話で、学校の生徒は、朝早くから、学徒動員のような扱いで、山に連れていかれて、柴刈りなどの作業をさせられていたと。あるグループは、こっちの山へ行った。あるグループは、同じクラスなんだけれども、こっちのグループに行かされた。この山によって違いがあると。「大雨地域」「小雨地域」、そこでもそういう区別がされている。科学的な根拠

がないまま線引きがされている、そういう証明としてこの写真をつけました。

最後の写真は、川遊びをしている写真です。私も昭和26年生まれですから、もう今は70歳近いんですけれども、私たちが小さい頃は、学校に行ってもプールなんてないわけですよ。みんな水泳というと、こういう川で遊んでいて、川で水泳を身につけていったという子ども時代なんです。

けれども、この川が、真っ黒い水になって流れたわけです。一旦「黒い雨」は、黒い水は収まったとしても、その後も長期にわたって、本当は放射性物質を含んだ水がたくさん流れていた。そこで、何の疑いもなく、子どもたちは川遊びをずっと続けたと、多く証言されています。そういうイメージとして、この写真の紹介をさせていただきました。

「黒い雨」訴訟で原告が求めるもの

この「黒い雨」訴訟で原告が求めたのは、「身体に原子爆弾の放射能の影響を受けるような事情下にあった者」に該当するんだ。だから、広島市長ないし広島県知事に「被爆者健康手帳」の申請はしたのに、県知事も市長もそれを却下処分したのは不当だ、だから取り消してほしい。同時に、「被爆者健康手帳」を出しなさい、と訴えをしているのが、今回の裁判の一番基本なわけです（⑩）。

二番目の「予備的請求」とは、もし、この一番目の要求が認められないのであれば、せめて「第1種健康診断受給者証」、健康診断を受ける権利があると認めるべきではないかと。次善策として認めてほ

しいと訴えをしたということです。

実は、この「黒い雨」訴訟の認定を求める運動には、長い歴史があります（⑪）。

話が前後しますが、1945年（昭和20年）に原子爆弾が投下されましたね。広島地方気象台が当時、私の母親が被爆した江波という地域の小高い丘の上にありましたが、当時の気象台の職員の人たちが、原子爆弾が落とされて大変な状況の中で困難に負けずに、「原子爆弾の被害調査報告書」を、いろんな気象情報を含めてまとめられました。これが、今のこの健康診断の権利を認めさせるような調査の出発点になったのです。

また余談になりますが、この「報告書」は、1947年、原爆が落ちて2年後には完成していたのです。ところが、公式発表されたのは1953年です。約6年後になって初めて公にされて、多くの人が「ああ、そうだったのか」と目にすることができたのです。

なぜこの6年のギャップがあるのかというのが問題で、これは今日のテーマではありませんけれども、当時はGHQによる占領政策の下で、核兵器や原爆に関わる調査・研究の報道や発表は、一切プレスコードで禁じられていました。せっかくここまで調べた立派な「報告書」があるにもかかわらず、発表することができなかった。占領が終わって初めて日の目を見ることができたのです。

その後、さっき紹介した「原爆医療法」や「原爆特別措置法」が、それぞれ設定されました。被爆者の「黒い雨」を浴びた人たちは、最初から黙って何もしていなかったわけではなくて、自分たちを補償

⑩

「黒い雨」訴訟で原告（「黒い雨」体験者）が求めたことは

私たちも「黒い雨」にあったことを理由に、被爆者援護法1条3項にいう「身体に原子爆弾の放射能の影響を受けるような事情の下にあった者」に該当するとして

1. 広島市長ないし広島県知事の被爆者健康手帳交付申請却下処分の取り消しと被爆者健康手帳交付の義務付け

2. （予備的請求：上記1の請求が棄却された場合）広島市長ないし広島県知事の第1種健康診断受診者証交付申請却下処分の取り消しと第1種健康診断受診者証交付の義務付け

11

⑪

「黒い雨」被災者の被爆者認定を求める運動の歴史

年度	主な事項	参考
1945年（昭和20年）	原子爆弾投下	
1947年（昭和22年）	広島気象台「原子爆弾被害調査報告書」作成	公式発表は1953年（昭和28年）
1957年（昭和32年）	原爆医療法制定	健康診断、医療の給付
1968年（昭和43年）	原爆特別措置法制定	健康管理手当の支給
1976年（昭和51年）	厚生省による残留放射能調査	「黒い雨」地域と他地域に差はない
	国が、大雨地域（長さ19㌔×幅11㌔）を健康診断特別区域（第一種）に指定	「宇田道隆（気象技師）」雨域
1978年（昭和53年）	広島県「黒い雨」原爆被害者の会連絡協議会結成	以来42年の間い
1980年（昭和55年）	原爆被害者対策基本問題懇談会答申	戦争受忍論、被爆地域指定は科学的・合理的な場合に限定
1988年（昭和63年）	増田善信（元気象庁研究室長）「黒い雨」降雨地域調査研究最終結果を発表	「増田雨域」（降雨地域は定説の4倍）
1994年（平成6年）	被爆者援護法成立	現在の被爆者支援制度
2003年→2009年	原爆症認定集団訴訟17地裁・6高裁勝訴。敗訴は1。	全国17地裁に306人が提訴
2008年（平成20年）	広島県・市が「黒い雨」降雨地域大規模調査	アンケート36,614人、900人面談
2010年（平成22年）	広島市アンケート調査に基づく大瀧慈雨域の発表	「大瀧（広大名誉教授）」雨域

12

してほしいという運動も、かなり声も上げていました。そういう中で、1976年に厚生省が、残留放射能が実際にどれくらいあったのか、一応調査はしたことになっています。しかし、そのときの結論は、「黒い雨」が降った地域とそれではない地域に、残留放射能の差はないとして、残留放射能の影響は認められないという結論でした。

同じ1976年に、健康診断を認める地域はどこなのかを具体的に指定しようと、「大雨地域」を第1項の特例地域として認めたわけです。では、19km、11kmの範囲がそうだという根拠は何なのかというと、さっきの「原子爆弾調査報告書」をもとにしています。宇田道隆さんという当時の気象技師が中心になってまとめられた報告書の中の「黒い雨」にかかわる記述です。特に雨が強く降った地域だということでこの範囲を指定しよう、とこれが根拠になっています。ですから、「大雨地域」というのは宇田さんが発表した大雨の地域という意味で「宇田区域」と言われているそうです。

一方で「小雨地域」の人たち、「大雨地域」以外の人たちは、この段階で被害が認められなかったのです。「黒い雨」も大して降ってないというように結論づけられているのはおかしい、ということで1978年に「広島県『黒い雨』原爆被害者の会連絡協議会」が結成されて、組織的な運動としてスタートしたのです。

今度の「黒い雨」訴訟というのは、2015年提訴ですから、これまで5年間頑張ってこられたわけですが、それ以前の「黒い雨」にかかわる運動というのは、42年もの非常に長い年月をかけて頑張ってこられていたんです。

最初の頃立ち上げた、頑張ってきた人たちは、ほとんど今は他界されて亡くなっていらっしゃると思いますが、ここがスタートになっています。

それから、原爆の被害に遭った人たち、あるいは、国民的な要求運動としても、被爆者の補償はしっかりすべきだとか、被害に遭った地域はもっと広げてみるべきだという運動はずっとありました。それらを受けて1980年（昭和55年）に、厚生労働省が「原爆被害者対策基本問題懇談会」というのを設置して、その答申を出しています。被爆者運動の中では、この答申というのは非常に重い意味を持っているのです。

結論として言われているのは、「戦争受忍論」です。日本人はいろんなところでいろんな戦争被害に遭って大変な目に遭ったけれども、国に損害賠償を求めるのではなくて、みんなで我慢し合おう、そうすべきだというのが「戦争受忍論」なんです。そういうものを公式に結論として出したということです。

それから、被爆地域の指定は、科学的・合理的なものでないと認めてはならない、これ以上広げてならないと。ICRP（International Commission on Radiological Protection）などのいろんな基準に基づけば、この範囲までが限度だということで、ここから先、「大雨地域」以外は、決して広島では広げることができなかったし、長崎でも、同じような状況はあったということです。

では、住民の運動はそれでとどまるかというと、そうではなくて、いろんな運動をやってきましたけれども、その中で非常に大きなインパクトを与えているのが、1988年、増田善信さんという元気象庁研究室長だった方の発表です。いろんな調査をされてきて、「黒い雨」は実際にはもっと広く降っていたことを、いろんな証拠に基づいて発表されたわけです。これが「増田雨域」です。さっき広島市とか広島県が、この範囲まで降ったという調査結果の地図を見せましたが、大体それと合致するものです。この調査結果というのは、科学的にも、合理的にも、本当にみんなが納得できるようなものに裏づけられた発表であったので、非常に大きな影響ももたらしたわけです。

この最初の広島気象台の「原子爆弾被害調査報告書」は、調査報告書としては非常に価値のあるもので重要ですけれども、ただその中に含まれている「黒い雨」が降った地域の記述等々は、もともと放射能や原爆の影響を目的にした調査ではないので、調査の範囲や携わった人たちの人数も、当時の社会

的な関係もあって、非常に限定されたものでした。科学的に本当にこの範囲に雨が降ったものだという証拠を示す上では、非常に不十分なものだったわけです。

国は、未だにこのことを根拠にしているわけですけど、実際にこの調査に携われた宇田さんとかは、その後「黒い雨」の被害については、こういう扱いになっているのを聞かれて、「私たちが調べたのとは、およそ実態が違う」と。「これを採用するのは問題ではないか」という考え方も明らかにされていました。

さっき紹介した「被爆者援護法」が1994年に成立し、それから「黒い雨」とは別に「原爆症認定集団訴訟」が2003年から始まって2009年まで続いて、もう圧倒的な勝利を積み重ねてきました。

それから、住民の要望に応えて、2008年に広島県と広島市が「黒い雨」がもっと広い範囲で降っているのではないかということで、大規模な調査を実際にやっているわけです。そのときは、３万６千人以上の人たちを対象にアンケートをやって、回答者が２万８千人ぐらいだったと報告されています。さらにプラスして、アンケートのペーパーの調査だけではなくて、900人近い人たちと実際に面談して、対面で状況を聞いて、詳細な実態を把握する取り組みがされています。

この調査結果に基づいて、2010年には広島市のアンケート調査に基づいて、広島大学名誉教授の大瀧先生という方が、実際に降った雨の地域はこの範囲だということで発表されています。

⑫

「黒い雨」被災者の被爆者認定を求める運動の歴史（続き）

年度	主な事項	参考
2010年（平成22年）	広島県・3市5町が新降雨域を第1種健康診断受診者証交付地域とするよう国へ要望書提出	
	厚労省「検討会」設置	
2011年（平成23年）	東日本大震災・東電福島第一原発事故発生	
2012年（平成24年）	厚労省「検討会」、広島県等の要望を認めず	「科学的根拠がない」
2012年（平成24年）→ 現 在	ノーモア・ヒバクシャ訴訟（第2次集団訴訟）	全国7地裁、121人が提訴
2015年（平成27年）	10月「黒い雨」訴訟を支援する会結成	
	11月「黒い雨」訴訟提訴 第一次原告64人	
	12月 第一回口頭弁論	
2017年（平成29年）	第二次提訴 新たな原告11人 合計75人	
2018年（平成30年）	第三次提訴 新たな原告13人 合計88人	
2020年（令和2年）	1月20日 結審	口頭弁論22回
	7月29日 原告84人全員勝訴判決	高島義行裁判長 12人の原告が故人
	8月12日 広島県・広島市が控訴	
	11月18日 控訴審第1回口頭弁論	

-13

そういう調査結果に基づいて、広島県と広島市は、周辺市町村も含めて、「第１種健康診断受診者交付地域」をもっと広げるべきだと、厚生労働省に要望書を提出しています（⑫）。裁判では、被告として広島県・広島市がなっていますが、運動としては、実際には広島県も広島市も、「黒い雨」降雨地域はもっと広げるべきだという主張を、ずっと国に対してしてきたわけです。

これに対して、厚労省は、じゃあちゃんと専門家による検討会を設置して、改めて検討してみようという返事を、一応はこの時しているわけです。

その翌年、東日本大震災と福島第一原発事故が発生しています。そのさらに翌年に、この設置された検討会が検討結果を発表したのですけれども、結論としては県や市の要望書は認めないと。県や市の要望には科学的根拠はないということで、非常に冷たい結論を出しています。

このような経過を経て、これ以上は裁判をする以外にはないとなり、「黒い雨」訴訟は2015年11月に提訴されて、第一次原告は64人でスタートしています。

原告は、2017年に75人になり、2018年に88人になり、そして、今年（2020年）の７月29日に、全員勝訴判決という画期的な判決が下されたのです。

最終的には、原告88人ですけれども、勝訴したのは全員84人ということで、４人の差がありますがたぶんこれは、判決を待たずして残念ながら亡くなられた原告の方があって、なおかつご遺族が継承することがいろんな問題からできなかったという人たちがあって84人になったのだろうと思います。

この５年間の裁判は、22回口頭弁論があって、その都度『支援をする会ニュース』を発行されて、私たちにも情報が提供されました。最後、判決を下したのは高島義行裁判長という方ですが、５年間の裁判の途中で代わられた２人目の裁判長なんですね。この７月29日時点では、既に転勤されていたんですけれども、結審の段階ではこの人が裁判長だったので、責任を持って判決を書くということで、高島裁判長の判決になったのだと思います。

裁判長もいろんな人がいるんですね。私たちも原爆症集団訴訟をずーっとやってきて、いろんな裁判長を見てきましたが、とんでもない裁判長がいて。逆に、ああすごいなと思う裁判長もいて、この高島義行さんという人は、皆さん、覚えておいたほうがいいのではないかと思います（笑）。別の裁判でまたどこかで出会うことがあるかもしれませんので。

ただ、非常に腹立たしいのは、その2週間後の8月12日に、広島県・広島市が、国の意向に押されて控訴したんですね。控訴審が既に始まっていて、先々週の11月18日に第1回口頭弁論が既に行われています。

原告の健康障害を具体的に知る

そういう歴史がある中で、やっぱり私たちが一番原点にしなければならない、一番中心に置かないといけないのは、実際に、原告になって訴え声を上げている人たちが、どんな状況にあったのかということです。どんな健康障害を発症してきているのか、理屈で言っているのではないんです。そこのところをできるだけリアルにしていくことが大切ではないかなということです。

この『支援をする会ニュース』は21号まで出ているんですけれども、いろんな原告の人たちが自分の体験談を語っています。その中からざっと拾い上げていったものを記します。本当は、これ以上にもっとたくさんの事例があると思うんですけどね。

例えば8月6日の日は、この「黒い雨」を浴びた人たちはどんな状況下にあったかというと（⑬）、

⑬

「黒い雨」被災の状況（原告らの証言から）抜粋

■8月6日は、
- 閃光
- 爆風、轟音
- 広島市方面に異様な雲、巨大な積乱雲を目撃
- たくさんの木片、紙片などが空から舞い降りてくる
- やがて黒い雨

■黒い雨を浴びる
- 黒い雨を直接あびる
- 手足、肌、衣服がコールタール、墨汁のような黒い色の雨に汚されていく
- たくさんの魚が死に、腹を上にして浮かんでいた
- 上流から弱って狂いまくるたくさんの魚。ザルを持ってきてバケツ一杯の魚が獲れた。

14

20km、30km離れた距離でも、やっぱり閃光は感じているわけです。その何秒か後に、轟音と共に爆風も浴びています。広島市に比較的近いような所の人たちでは、家のふすまとか障子とかが全部外れて、あるいは窓ガラスが割れるとか、そういう人もあったというふうに書かれています。その後、広島市の方面に異様な雲、いわゆる「きのこ雲」ですね。そういうものが上がっているのも目撃されています。

それから、最初に降ってきたのは雨ではなくて、たくさんの木片、紙片、要するに、広島の街中のいろんなものが、建物を含めて、舞い上がったものが非常に広い範囲で降り注いできているわけです。どこそこの小学校の名前を書いた記録とか、いろんなものが降ってきて、子どもたちは喜んでそんなものを拾い集めたというようなことも記載されていました。

その後、地域によって時間差はあるのですが、1時間、2時間後に、「黒い雨」が降ってきたということです。地域の人たちは、たくさんの人が、やっぱり「黒い雨」を直接浴びているわけですね。ほとんどが田畑地域、農業地域です。当時8月といえば、田んぼの中に入って草取りをする、山に行って山仕事をしている人たちもいて、直接「黒い雨」をたくさん浴びていると。

その雨というのは、コールタールのような雨だとか、墨汁のような黒い雨だとかいろいろ言われていますけれども、「まあ、これぐらいの雨は大したことないわ」と思うような人たちは、雨に濡れながら農作業を続けたり、山の仕事をしていたりしました。

子どもたちはさっさと家の中に帰って、着替えをすることもありました。体験談の中で書かれていて非常に強烈に思ったのは、その瞬間、何日か後ではなくて、その日ですよ、たくさんの魚が川で死んでいると。腹を上にして浮かんでいたことや、上流のほうから、もう弱って狂いまくったような魚がたくさん流れてきたと。それを、ザルを持ってきて、バケツ一杯獲ってその晩の夕食にしたとか、そんなことも言われていました。

⑭

「黒い雨」被災の状況（原告らの証言から）抜粋　続き

■生活状況
- 横穴からの山水を飲み、野菜中心の食事
- 谷川の水を汲みに行って甕に入れて生活用水に、畑の野菜を食べ、笹の葉を煎じてお茶に
- 谷川の水で顔を洗い、汲んできて甕に入れて生活用水にし、野菜も米もみんな口に入る
- 上流の水を汲んできて生活用水に
- 谷あいから竹で水を引いて生活用水に、野菜を食べ続けた
- 川で毎日泳ぎ、お風呂の水も川の水を汲んで使った
- 手動のポンプでくみ上げた水や横穴からの湧き水を飲む
- ため池で水泳
- 露出していた手、足、顔が赤くはれ。ぶつぶつができ痛痒くなった
- 家の前の川で砂遊び
- 学校指定の水泳場（川）で6人で水泳　6人の内4人はがんで死亡

15

⑮

「黒い雨」被災の状況（原告らの証言から）抜粋　続き

■初期症状
- 下痢、貧血
- 下痢
- 弟は体調が急変し、9月25日肝硬変で死亡
- 強烈な下痢
- 顔が腫れ目が開かなくなった。尿毒が回って腎臓病だと、体中に赤い斑点
- 湿疹ができやすい体質に
- 鼻血、頭痛
- 体がだるい症状
- 家族みんなが下痢、発熱、貧血、皮膚に紫斑、脱毛、歯ぐきから出血
- 貧血

16

⑯

「黒い雨」被災の状況（原告らの証言から）抜粋　続き

■若い頃からの病気と晩発障害　例
- 子宮がんの全摘手術、盲腸の手術、目の手術、舌の手術、糖尿病、骨訴松症、脳梗塞、ヘルペス
- 兄弟姉妹8人の内7人が癌になり、弟二人と妹一人が他界
- 前立腺がん手術、白内障手術
- 前立腺肥大、肺炎、甲状腺障害
- 血液中のヘモグロビンが7，5に下がる、両目白内障、網膜絡そう萎縮、視神経萎縮、左眼黄斑変性
- 肺炎、無呼吸症候群、白内障、気管支喘息
- ネフローゼ、胃がんで全摘、姉も胃がんで他界
- 白内障と緑内障、母は白内障と緑内障で失明し胆のうがんで死亡
- 卵巣摘出手術、甲状腺障害、腸閉塞、父は原爆投下から12年目に白血病で他界、母は肝臓がんで死亡
- 胃潰瘍、前立腺肥大、前立腺がん、ヘルニア、座骨神経痛
- 十二指腸がんや白血病になって潰瘍、胃がん、食堂がん
- 黄色粉帯骨化症、夫も前立腺手術を2回も、脳梗塞
- 腎臓の手術、腎髄狭窄症、父は全身癌で他界
- 甲状腺の半分を切除、後さらに全摘手術、がん細胞が周りにも、同級生たちの多くががんや白血病になって他界

17

　あと、ここには書いていないんですけれども、何日か後になって、山が多いですから山仕事に行って、いろいろ柴刈りとかをしますよね。そうすると、本当は真っ白だった手袋とか、いろんな衣服とか、山仕事をしただけなのに真っ黒に汚れてしまうと。要は、「黒い雨」の放射性の微粒子とか、煤とか、そういうものが山にはたくさん残り、葉っぱにいっぱい付いていて、それを知らずに作業をすると、そういうものを全部身につけてしまうということもあったようです。

　加えて、どんな生活状況だったのかというのも、これも被爆証言の中から拾い上げました（⑭）。読んでいただいたらいいのですが、谷川の水や横穴からの山水を生活用水にされていた人が当時は非常に多かったということです。だから、横穴の湧き水を飲んだとか、谷川の水を汲みに行って、それを瓶に入れて生活用水にしたとか、野菜もその水で洗って食べていたとか、そういうことが非常にたくさん紹介されています。

　それから、川で毎日泳いでいたというのも、書いてあります。学校指定の水泳所というのは、プールではなくて川なんです。そこで6人が一緒に水泳をしていたけど、今は4人ががんで死んでしもうたと記述された方もありました。

　いろいろ症状はありますが、わりと早い段階で、露出していた、「黒い雨」を浴びた手や足、顔が赤く腫れて、もうぶつぶつ発疹ができて、もう痛くてしようがなかったということも書いてあります。

　それから、ポンプを使っておられる家もあったよ

うですけれども、そういう人たちも、どっちにしろ井戸ですから、放射性微粒子の影響はあったのではないかと思います（⑯）。

　そういう人たちがどんな症状を呈したのかということも書いてあるわけですが、⑮に紹介しているのは初期の症状です。「黒い雨」を浴びてすぐ、その日も含めて、2～3日後とか1週間後とかに、下痢発症した人が非常に多いんです。貧血になっている人もあります。それから、家族の中には、「黒い雨」を浴びた弟の体調が急変して、9月25日には肝硬変で亡くなったとかいうこともあります。それぞれ見ていただきたいのですが、これはあくまで初期の症状に限定して書き出したものです。

　⑯はその後、今はもう戦後75年ですから長い年月になりますが、晩発障害を含めて、どういう症状を発症してきたのかを、あまり編集せずに順番に抜き出してきたのを羅列的に書いたものです。やっぱりたくさんの症状を発症されているというのが実際ではないかなと思います。

⑰

「黒い雨」被災の状況（原告らの証言から）抜粋　続き

■若い頃からの病気と晩発障害　例　続き
- ひどい貧血、白内障、緑内障
- 高脂血症、白内障、椎間板ヘルニア
- 甲状腺機能低下症、糖尿病、脳梗塞、骨髄異形成症候群、（血液のがん）、一番上の姉は甲状腺手術、脳外科、二番目の姉は中学1年生の時急性肝膵炎で死亡、三番目の姉は52歳で多臓器不全で死去
- 深部静脈血栓症、前立腺がん、鼠径ヘルニア
- 胃癌、腎臓がん、脊柱管狭窄症
- 母が77歳で胃癌、95歳で腸に転移して死亡、兄は急性肺炎で63歳で死亡、妹は肺炎で66歳で死亡、弟は胃癌の手術
- 心筋梗塞
- 高血圧、糖尿病、狭心症
- 妹が急性白血病で小学校2年生で死亡、弟も百日咳で死亡、もう一人の弟も原因不明で死亡、私は角膜移植、椎間板ヘルニア、右変形性膝関節症、左変形性膝関節症、胆嚢炎手術
- 大動脈瘤破裂で76歳で他界
- 全身の多臓器で死亡
- 肺漫潤、卵巣嚢腫、脳動脈瘤、心臓肥大、不整脈

18

⑱

「黒い雨」訴訟の争点と判決

1. 被爆者援護法第1条3号の解釈
　判決：被爆者援護法第1条3項
　　「身体に原子爆弾の放射能の影響を受けるような事情の下にあった」とは、
　　原爆の放射線により健康被害を生じる可能性がある事情の下にあった」と解する。

　　　　被爆者援護法1条3号の「身体に原子爆弾の放射能の影響を受けるような事情の
　　　あった者」に対しても、被爆者手帳を交付して援護を受けられるようにしたのは、そ
　　　のような者について原爆の放射線により他の戦争被害とは異なる特殊な被害である健
　　　康被害を生ずる可能性があることを考慮したからである。また、被爆者援護法が、国
　　　が被爆者に対して健康診断を行うことを規定しているのも、健康被害が生ずるおそれ
　　　があるために不安を抱く被爆者に対して、広く健康診断等を実施することが、被爆者
　　　援護法の趣旨ないし理念に適合するからである。（判決要旨）

19

⑲

「黒い雨」訴訟の争点と判決

2. 「黒い雨」降雨地域の判断と、原告が「黒い雨」を浴びた事実と健康障害発症の認定
　原告：増田雨域、大瀧雨域、広島県・広島市調査、原告らの証言に基づいて「推定降雨域」を主張
　被告：増田雨域、大瀧雨域は不正確。原告が「黒い雨」を浴びた証拠はない、仮に浴びたとしても高濃度の放射性物質は降っていない。
　判決：①「黒い雨」降雨域は宇田雨域にとどまらず、より広範囲に降ったことを認める。
　　　　②原告が「黒い雨」に遭ったことの認定は、「宇田雨域」「増田雨域」などに単純に依拠せず、原告の居た場所を確定し、「黒い雨」が降った蓋然性を検討。
　　　　③原告の「黒い雨」に遭った供述の合理性を吟味。
　　　　④原告の供述の信用性を阻害する具体的事情がないかを検討し、原告個々に判断する。
　　　　⑤原告一人ひとり全員の供述を信用し、3号被爆者であると認める。
　　　　● 原告の全員が11症例に該当する疾病を発症していることを確認

20

がんがやはり多いですね。白血病とかも。いろんなところに症状が発症されているということ、白内障や緑内障、目への障害等々です。

これを読んでいて痛感したのは、自分の障害だけではなくて、家族に深刻な症状がたくさん生まれているということを記述された方も多いということです。例えば、上から2行目の方は、兄弟姉妹8人のきょうだいだったうち、7人ががんになって、弟2人と妹1人は既に亡くなっていると証言されています。それから、この方は白内障と緑内障に、ご本人はそういう目の障害に罹っているけれども、お母さんも白内障と緑内障で失明して、最後は胆のうがんで亡くなったとか、書かれています。

⑰の上から6番目の方は、お母さんが77歳で胃がんになり95歳で腸に転移して亡くなっています。お兄さんは、急性肺炎で63歳で死亡、妹は肺炎で60歳で亡くなっていると。弟も、胃がんの手術をしたということです。

時間の関係で全てを紹介できませんので、後でまた見ていただいたらと思います、

裁判所の指示もあって、全員のカルテが出されていて、確かにこういう症状を発症しているということが、医療的にも裁判でも認められることになりました。

裁判の争点と判決

最後に裁判の話になるんですけれども、今回の裁判の争点と、判決はどういう結論をもたらしたのかということをまとめています。全体から見て4つぐらい争点がありました。

1点目は、「被爆者援護法」の1条3号に該当する人を、どう解釈すべきなのかということが、裁判の判決として明記されたということで、結構重要な点ではないかなと思います（⑱）。

「被爆者援護法」第1条の3号は、「身体に原子爆弾の放射能の影響を受けるような事情の下にあった者」は被爆者として認めるという記述になっているわけです。少し一般的、抽象的な部分もありますけれども、今回の判決は、より積極的に「健康被害を生じる可能性がある事情の下にあった者」もそうなんだと認めています。

今はそんなに大きな症状を発症していないとしても、被爆者、「黒い雨」を浴びた人たちは、生涯そういう可能性があると。そのことも含めてケアをしていく、補償していくべきだというのが、この条項の趣旨だということです。これが今回の判決を読む上で重要なことの1つではないかと思います。ここが1点目です。

2点目は、さっき詳しく説明しましたけれども「黒い雨」が降った地域の判断です（⑲）。被告の国側は、大雨が降った地域、つまり「大雨地域」という範囲しか認めていません。それ以外の地域というのは認めていないわけです。

それは、やっぱりおかしいということです。原告側は、さっき紹介した「増田雨域」とか、「大瀧雨域」とか、広島県や広島市の調査、さらに言えば、一番基本になるのは原告らの証言ですが、それに基づいて、推定降雨区域をもっと広くすべきだということを主張してきたわけです。

被告は相も変わらず、それを否定する立場に立ってきたわけですけれども、判決は、「黒い雨」降雨域は、「宇田雨域」の狭い範囲にとどまらず、より広範囲に降ったと認めたということです。さらに、単に雨が降った・降らないということだけではなくて、原告が実際にどのような雨を浴びたのかということの具体的な状況を、ちゃんと合理性を持って吟味せんとあかんということです。最終的には84人の原告になったんですけれども、84人の原告の供述の信用性を阻害する具体的な事情がないかどうかを検討して、個々に判断をすべきだと。一般論で片づけてはならないと判断して、最終的には84人の原告全員の供述を信用する、信用すべきだ、ということで3号被爆者として認めるという判決がされたのが、1つの大きな結論です。

それから3点目は、この裁判の1つの大きな特徴だと思うんですけれども、国は、広島県も、広島市も、「宇田降雨雨域」以外の地域は、「健康診断特例

地域」には認めてこなかったわけです。それ自体が「被爆者援護法」という法律がありながら、違法な取り扱いをしてきたという判断が、今回の判決でされています（⑳）。

原告は、援護区域を「大雨区域」に限定するのは不当だ、おかしいということで、なぜ「大雨地域」だけに限定するのかということの理由、根拠を、科学的、合理的に示せと、この裁判の中で一貫して主張してきました。

国のほうは、高濃度の放射線が、かつて古い時代の調査で「大雨地域」で発見されたからという、非常に曖昧な、いい加減な回答しかしてこなかったのです。結局、裁判ではなぜ「大雨地域」だけ援護対象にしているのかという理由を、国は明確に説明することができなかったわけです。

ですから、「大雨地域」だけを被爆地域に限定することについては、実際に説明できないことをやっており、行政にとっても非常に大きな矛盾を抱えたまま、長年続けられてきたわけです。結論は、「大雨地域」については、直接被爆の場所ではないし、入市被爆の場所でもないんだけれども、実際には、被爆者として認められる地域だということで、長年にわたって行政はやってきた。この事実がある以上、これと同じ程度の事情が認められれば、「大雨地域」以外も認めるべきだというのが、判決として下されたわけなんです。

最後に、一番大きな問題は、やっぱりこのことかと思います。4点目の問題は、内部被曝の人体に及ぼす影響の機序と危険性について、結論として裁判

⑳

「黒い雨」訴訟の争点と判決

3．「宇田大雨地域」以外の地域を健康診断特例地域に認めてこなかった違法性

原告：援護区域を「大雨地域」に限定するのは不当。運用の科学的・合理的根拠を示せ。
被告：降雨地域の一部で高濃度の放射線が検出された報告（1976年厚生省による残留放射能調査）
　　●「大雨地域」を被爆地域に指定せず健康診断特例地域にしたのか行政の矛盾
　　　「大雨地域」以外を援護対象から外した理由は答えられない。
判決：①被爆者援護法は残留放射能濃厚地域として「黒い雨」地域の一部を直爆地域に指定している。さらに大雨地域を健康診断特例地域とし、被爆者健康手帳へ切り替え制度によって援護法1条3号にも該当するとしている。
　　②「大雨地域」を健康診断特例地域とする確固とした制度が長年行われてきた事実を踏まえ、これと同程度の事情が認められるかどうかを検討し、これが肯定された場合、被爆者援護法1条3項に該当すると認めるのが相当。（小雨地域を除外する根拠はない）

21

㉑

「黒い雨」訴訟の争点と判決

4．内部被曝の人体の健康に及ぼす機序と危険性

原告：矢ヶ崎克馬（琉球大名誉教授）、大瀧慈（広島大名誉教授）による専門家意見書と証言
被告：「100mSvを下回る放射線に被曝した場合に健康被害が生じるかどうかは不明」
　　　「黒い雨に必ず放射性微粒子が含まれているとする主張は科学的根拠を欠く」
判決：①「黒い雨」と放射性微粒子について
　　　「黒い雨」の中には、核分裂生成物、分裂しないで飛散したウラニウム、誘導放射化された放射性微粒子が含まれていることを推認。
　　②「黒い雨」に遭遇した被爆者は、こうした放射性微粒子によって内部被曝した可能性がある。
　　●内部被曝には外部被曝とは異なる、危険性が高いとする知見
　　　・アルファ線、ベータ線到達範囲内の非常に大きい被曝線量
　　　・放射性微粒子が体内の親和性のある組織に沈着することの想定
　　　・放射性微粒子の周囲にホットスポット（集中被曝）が生じる不均一被曝の危険性を指摘する意見

22

長が、危険性についてはしっかりと認めて、そのことを判決で下したというのは、非常に大きな今回の中身だったのではないかと思います（㉑）。

原告はどういう主張をしたかというと、実際の裁判では、矢ヶ崎先生という琉球大学の名誉教授や、さっき紹介した大瀧先生という広島大学の名誉教授などが証言台に立って、あるいは意見書の証言として提出して、詳細に「内部被曝の人体影響に及ぼす危険性」について証言をされています。

国は100mSvを下回る放射線に被曝した場合には健康被害は明らかではないとか、反論をずっとやってきました。けれども、判決は明確に、「黒い雨」の中には核分裂生成物や、分裂しないで飛散したウラニウムとか、放射性微粒子が含まれていることは認めるべきだとしました。「黒い雨」に遭遇した被爆者は、こうした放射性微粒子によって内部被曝した可能性があるということです。

さらに、内部被曝の危険性というのを立ち入って、明確に言い切っています。「内部被ばくには外部被ばくと異なる、危険性が高いという知見がある」と。「そういう可能性がある以上、被爆者として認めて援護すべきだ」というのが、この4番目の争点で、裁判所が下した結論ということになりました。

「内部被曝」について「ICPR勧告」は、「内部被曝も外部被曝も、同じ放射線吸収線量であればリスクは同じ」という見解なんですけれども、裁判所は、「内部被曝のリスクは外部被曝のリスクよりも危険は大きい」と。少なくとも、その疑いは濃いという

ことも言い切った判決になっています（㉒）。

この写真は、実際に判決が下されたときの写真です。

㉓は「黒い雨」訴訟の資料ではなくて、私たちがやってきた「原爆症認定集団訴訟」の中で使われてきた、内部被曝の危険性を具体的に証明する画像です。

長崎大学の七条先生という助教が、長崎で被爆された方で1945年の戦争が終わった年に亡くなっている人の体内から切り出された個体というのが、解剖標本としてあるわけです。それを、2009年頃から3年間にわたって研究されて、その個体の中に、こういうアルファ線が出ているところを写真撮影で記録することに成功されたというものです。

だから、戦争が終わってもう50年以上経った骨片の中にも、体内に取り込まれたプルトニウムの放射性物質は体内に残っているわけです。プルトニウムの半減期は何万年ということですから、残っている以上、放射線を出し続けているわけです。それが具体的に存在しているということが証明されたわけで、非常に画期的な発表だと言われていました。こういうことも根拠にしながら、「黒い雨」訴訟が闘われたということです。

ですから、こういう証言とか聞きながら、私は改めて思うんです。今全国で被爆者と言われる方は、13万を超える人たちがいて、いろいろ健康障害を発症されている人や、まあ比較的な元気な皆さん、いろいろです。しかし共通して、量の多寡はあったにしても、体内にやはり放射性物質が取り込まれてい

㉒

「黒い雨」訴訟の争点と判決

4. 内部被曝の機序と危険性（判決の続き）

- 低線量による内部被曝で健康障害を生じたか可能性は否定できない。
  ③ICRP勧告（放射線吸収線量が同じであれば外部被曝も内部被曝もそのリスクは同じ）の見解を否定
- 内部被曝のリスクは外部被曝のリスクより危険が大きい、少なくともその疑いは濃い。

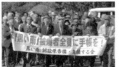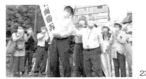

23

㉓

原爆症認定集団訴訟（2003年～2009年）から

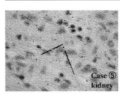

Case ⑤
kidney

長崎大七条助教らは、爆心地から0・5～1キロの距離で被爆、急性症状で1945年末までに亡くなった20代～70代の被爆者7人の解剖標本を約3年間にわたり研究。

放射性物質が分解されるときに出るアルファ線が、被爆者の肺や腎臓、骨との細胞核付近から放出され、黒い線を描いている様子の撮影に成功した。アルファ線の跡の長さなどから、長崎原爆に使われたプルトニウム特有のアルファ線とほぼ確認された。

鎌田七男広島大名誉教授（放射線生物学）は「外部被ばくであればプルトニウムは人体を通り抜けるので、細胞の中に取り込まれていることが内部被ばくの何よりの証拠だ。広島、長崎で軽んじられてきた内部被ばくの影響を目に見える形でとらえた意味のある研究だ」としている。
2009/08/07 07:03 【共同通信】より

24

ると。それがプルトニウムとか、ウランとかであれば、今現在も体内で、こういう放射性物質を発し続けているわけです。局所であっても、浴び続けているということが、こういうことを通じてわかるわけです。

ですから、「晩発性障害」といって、高齢になってがんを発症するとか、心筋梗塞を発症するとか、いろんな病気になられるというのは、もちろん「加齢」という一般的な原因もあるでしょうけれども、加えて、被爆者というのはこういうリスクを抱えているということをちゃんと認識すべきではないかと思います。

地方自治体として問題のある控訴

最後に、ちょっと悩ましい問題をお話します（㉔）。提訴に至るまでにも、広島県、広島市とも一緒になって、「黒い雨」が降った地域、そこで「黒い雨」を浴びた人たちに対する補償は広げるべきだという運動をしてきたわけですよね。

ですから、広島県や広島市も、市長や知事が厚生労働省にそういう要望書も出してきました。ところが、厚生労働省が「うん」と言わないので、結局、裁判をせざるを得なくなって、裁判の被告というのは、広島県や広島市になっちゃったわけです。

1つ説明を忘れましが、被爆者行政、被爆者に対するいろんな援護行政というのは、厚生労働省が直接やる項目と、それを広島県とか広島市とか各地方行政に委ねて委託してやっている場合とがあるわけです。

㉔

法定受託事務と広島県・広島市の自主的判断

● 被爆者健康手帳の発行など被爆者援護法による業務は地方自治法に基づく「法定受託事務」
● 基本は都道府県の受託だが、広島市と長崎市だけは市が受託
● 法定受託事務は、法制度上は、自治体の一般の事務より強く国からの要請・指示（国の関与）を受ける場合があるが、法令に定められている場合に限られる。被爆者健康手帳の交付にあたり、広島県・市は厚生労働省からの助言・勧告など国の関与を受けるが、助言・勧告は、法的拘束力・強制力を有しない。自治体は、助言・勧告に従うかどうかを自らの意思で決めることができる。
● 手帳交付事務について、助言・勧告以上の強い国の関与は、現在行われていない。それにもかかわらず、広島県・市は自主的に政府の意向に従った。
● 広島県・市が被爆者健康手帳を交付するかどうかは、本来、自らの意思で決めるべきもの。今回の判決を受け入れるかどうかも同様。

広島大学名誉教授　田村和之

25

例えば、今回の裁判のように「被爆者健康手帳」を発行してくださいという手続きは、地方行政、広島県と広島市にするわけです。京都にお住まいの方は、京都府にするわけです。それを認めるかどうかは、広島県知事とか広島市長がするわけです。

全国は、基本的に都道府県知事がやるのですけれども、広島市と長崎市だけは、あまりにもそういう人たちが多いので、広島県の中の広島市は広島市が、長崎県の中の長崎市に住んでいる人は長崎市が対応するという仕組みになっているわけですね。

こういうふうになっているわけですが、一方では、例えば、原爆症認定を、私の病気は原爆が原因なので、そのことを原爆症認定してくださいという申請は、これは、都道府県をすっ飛ばして、厚生労働省にするわけです。その判定は厚生労働省が、いいか悪いかするわけです。そういうふうになっています。

ですから、この「被爆者健康手帳」の申請を認めるかどうかというのは、結局は、実務的にも、実際の手続きとしても、広島県・広島市がやることになっていて、それが、今回は最終的には、控訴も広島県・広島市が厚生労働省に押されて控訴しちゃったわけですよね。

そこは一体どういう関係になるんだと少し疑問をもたれるかもしれませんので、広島大学の名誉教授の田村先生という方が、こういう簡潔な文書をまとめられています。

制度上はいろいろあって、厚生労働省が広島県・広島市に委ねている行政であっても、助言・勧告などはできると。それは、でも、助言・勧告であって、そのことを、言うことを聞かなかったら、じゃあ、何かで罰せられるとか、法律的なリスクがあるかというと、そんなものはない。あくまで、広島県・広島市は、自主的な判断でやっていいし、できるんだと。そこはもう決断一つではないかということを、この田村先生がおっしゃっています。

そんなふうに簡単に私たちが割り切れる問題なのかどうかというのは、ちょっとまだ私たちもわからない面がありますけれども、でも、広島県・広島市

か控訴したというニュースを聞いたときに、本当に頭に来るというか、裏切られた思いが強くありましたね。

　直前の８月６日の、広島で原爆が落とされた日の記念式典では、広島市の松井市長は、高らかに、国に対して、地域を広げることを求めるということを宣言されたわけです。その数日後に、もう舌の根も乾かないうちに、平然と控訴するというのは、一体どういうことだと。

　国のほうは、いろいろ、地域の範囲拡大についてはこれから検討するからというようなことも言われたので、そういうことを理由にして、今回、控訴を決断せざるを得なかったというふうに言っています。けれども、その辺は、私たちもよくわからない点はありますが、でも、地方自治体といえども、本当にそんな姿勢でいいのかなという思いを強くしたというのが本音です。

　最後に、㉕の一番右側の写真は、11月18日、控訴審のために原告の皆さんが入廷する前の入廷行進の様子です。ある弁護士の先生なんかに言わせれば、今回の判決というのは、第一審で原告側は非常に緻密な論理立てで、証言、証人を立ててやってきて、文句のつけようのない判決を勝ち取ったと。これを控訴審で翻すというのは、並大抵のことではなく、非常に難しいのではないかという、私たちが聞けばうれしくなるようなコメントをされている方もありました。そのとおりになるかどうかはわからないのですが、期待したいです。

　それから、先日の新聞の報道によれば、結審、判決は早いのではないかということで、年明け（2021年）２月にも結審を迎えるのではないかという報道もありました。結審が早くなるということは、一審判決の維持の可能性が高いということかなと思います。

　㉕に、いくつか写真を載せています。今日いろいろ話しましたが、全体をまとめて詳しくわかるのは、この

『黒い雨』という、現地の訴訟団の人たちがまとめた冊子です。たくさんの具体的な証言が書いてあり、この40数年間の歴史が簡潔にまとめられている本なので、ぜひお読みいただいたと思って紹介をします。

　もう１つ、この『空白の天気図』というのは、柳田邦男という元NHKの職員だったライターの方が書かれたドキュメンタリーです。これは、さっき紹介した、広島の中央気象台にいた、気象観測をされていた人たちが、広島の原爆と、９月17日の枕崎台風という大変大きな台風が広島県地方を直撃した原爆に続く大災害があったわけです。そういうものを、熱心に調査したり、救援活動をしたりした人たちの活動をまとめた本です。この中にも「黒い雨」のことが書いてあるので紹介させていただきました。

　それから、３点だけ、お知らせします。１つは、私たち「二世・三世の会」が、今年（2020年）の７月に出した『語り継ぐヒロシマ・ナガサキの心』という証言集です。京都にお住まいの被爆者の皆さんを私たちが８年間かけて丁寧に取材をさせてもらって、インタビューとかヒアリングをさせてもらいました。その証言を、今90人ぐらいの人たちのお話を聞いているのですが、そのうちの前半の50人の方を本にさせてもらったものです。

　私たちの「核兵器をなくしていこう」という運動の

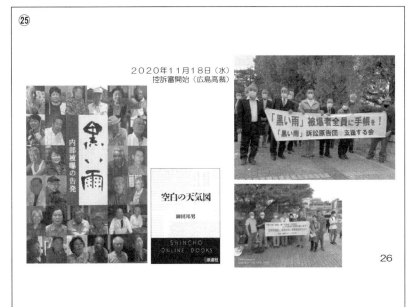

㉕

2020年11月18日（水）
控訴審開始（広島高裁）

「黒い雨」被爆者全員に手帳を！
「黒い雨」訴訟原告団・支援する会

26

原点は、本当に原爆、核兵器が何を人間にもたらしたのかということを、具体的に知ることが出発点だとしております。今日も受付のほうで販売させてもらっておりますので、ご利用いただきたいと思います。

それから、『放射線を浴びたＸ年後』という映画のことをご存じかと思います。南海放送の伊東監督という方が制作をされていますが、第3弾ということで、引き続き「黒い雨」、南太平洋の水爆実験の被害を、主にイギリス軍とかアメリカ軍の現地にいた兵士の被害状況を取材して、映画にしようということで今奮闘されています。お金がかかるので、全国の皆さんにカンパを呼びかけています。そして、できた映画は日本だけではなくアメリカ本土で自主上映していこうという計画がされています。私たちも一生懸命応援していますので、もし、一緒に頑張ろうという方がありましたら、ご協力をお願いしたいです。

それから、今日お配りしている資料の中に「核兵器禁止条約」のことを入れてます。50か国が比準准して成立し、来年（2021年）の1月22日には条約がスタートすることは、皆さん、ご存じだと思います。日本国政府がちゃんとこの条約に批准して参加をしていくよう一日でも早くつくることが、今緊急に求められていると思います。原水協が呼びかけた署名活動も始めていますので、こちらもぜひご協力をいただきたいと思っています。

だいぶ時間をオーバーして恐縮ですけれども、以上でお話を終わらせていただきます。ありがとうございました。

質疑応答

被ばくによる健康被害について

——原発賠償京都訴訟の原告です。2014年に避難者と支援者で広島を訪れ、「原水禁大会」に参加させていただきました。同じ被ばく者として、もっと声を上げて頑張りなさいと檄を飛ばされて帰ってまいりました。

私の父（福島県南相馬在住）は、今年（2020年）9月に前立腺がんで亡くなりました。原告には、緑内障とか原爆による健康被害と共通の症状がある人も数名いるんです。やっぱり健康被害というのは、自分のこととして非常に重く受け止めています。

そういった健康被害に対することについて、私たちの訴訟にどう生かしていけばいいのでしょうか。

そのご質問は、今日の「黒い雨」訴訟の話だけに限定されない話だと思いますが、関連して少しお話しさせていただきます。私たちは「被爆二世・三世の会」なのですが、親が放射線を浴びた遺伝的な影響が被爆二世・三世にあるかどうかは、最も大きなテーマです。私たち当事者としての問題でもあるわけです。

なかなかクリアになっていない問題もあるのですが、少なくとも厚生労働省や役人のほうは、放射線の遺伝的影響はないとは言い切りはしないんですけれども、「認められていない」「見つかっていない」という言い方を今もしています。だから、援護政策は必要ないということで、年1回の健康診断は、国の費用で私たちにもありますが、それ以外は一切ないという状況になっています。

本当に影響はないのかというのは、私たちの最大のテーマですから、理屈でああだこうだやるのではなくて、ちゃんと事実を見つめていこうということで、被爆二世の健康実態調査アンケートというのを、実は今、現在進行中でやっているところです。

もちろん、初めに健康影響ありきでやるわけではないので、健康な人もいるし、影響を全然感じていないという人もいるのですが、それも実態だから、できるだけ正確な実態を出し合おうと今やっています。

健康な人もいて、「アンケートと言われても、あんまり書くことはないわ」という人も確かにいますが、一方で、「そうなのか」と非常に深刻な実態を初めて突きつけられる例もたくさんあって、これはもっともっと広く集めていかなあかんと思っています。

今日、ごく一部ですが「黒い雨」を浴びた人たち

がどんな症状を呈しているかを紹介しましたが、やっぱり原発事故の被害を受けた皆さんも、原点はそこではないかと思っています。直ちに発症する問題ばかりではないので、将来の可能性も含めて今見通す、推定するということは難しいです。でも、「黒い雨」の人たちとか、ビキニ水爆実験で放射能を浴びたマグロ漁船の人たちの例とか、広島・長崎の被爆者や、私たち二世・三世の実例も含めて学んでいくということ、そして原発賠償訴訟をやっておられる原告の皆さんのそういう症状については、絶えずしっかりと見守っていくということが一番の基本ではないかと思います。

今私たちがやっている二世、三世の実態調査の中で、当初想定をしていなかったようなことが浮かび上がりつつあることがいくつかあるのです。

1つは、今の二世、三世は元気な人ばかりではないけれども、とりあえず生を全うしているわけです。けれども、本当は自分にはお姉さんやお兄さんがいたんだけど、それがまともな形でこの世に生を受けることができなかった。死産とか。また生まれることはできたんだけれども、数週間、数か月で、もう早くに亡くなってしまわざるを得なかったと。そういう人たちの話を結構聞くんですよね。客観的なデータとして何パーセントだとか全然言えないんですが、耳にする話としては非常に多いというのは実感としてあります。戦後すぐの時代は栄養状態も世の中全般良くなかったし、衛生状態も良くない、環境も良くない中ですから、必ずしも原爆の影響だけではなくて他の要因もあったかもしれませんけれども、そういう可能性を感じているのが1つです。

2つ目は、これは私自身のことでもあるのですが、今日初めてここでカミングアウトするのですが、実は上下とも全部入れ歯なんです。今69歳ですけれども、50代で全部歯が無くなってしまいました。自分の若い頃の不摂生な生活とか、いろんなことが原因かなあと当時は思っておりましたけれども、こういう運動を始めてきて、例えば原爆症認定裁判を争っている原告は、いろいろ自分の病歴を証言台で証言されるわけですが、その中で若い頃から歯がな

くなっていったという方は結構あるんですよ。ビキニ環礁なんかで原水爆実験の死の灰を浴びた乗組員の人たちの証言でも、若くして歯がなくなっていった人というのはやっぱり多いんですよ。

今直ちに科学的に説明することはとてもできないんですけれども、そういうことはあり得るということで、二世・三世においてもやっぱり注意していかないといかんと思うし、これまではあんまり焦点が当てられてこなかったことではないかなと思っています。

もう1つ思っているのは、さっき「11の症例」ということをお話ししました。この「11の疾病」があれば健康管理手当がもらえるとか、「黒い雨」を浴びた人たちも被爆症として認められるということになりました。けれども、あれが全てかということで、これは二世・三世の健康実態調査アンケートをやる中で教えられたことなんですが、いわゆる精神疾患というか発達障害とかだって被爆者の中には絶対にあるはずだし、二世・三世に影響していることだってあるはずだし、二世・三世でも実際にそういう悩みを抱えている人はたくさんいるわけですよ。

そういうことは、戦後すぐの時代からは、なかなかそこまで医療学的な問題で目が行かなかったのかもしれないけれど、実際には、そういう症状を発症した被爆者とか二世・三世はたくさんいたはずです。だから、当時の医療の限界というのはちゃんとわかりつつ、医療は進歩して広がってきているわけですから、その中で新しい発見も生まれてきているのではないかという観点を持ちながら、やっていくことが必要ではないかと、私たちの経験から思っています。

──**内部被ばくの健康被害**についてお伺いしたい。

こういうテーマになると、私もそんなに深い見識があるわけではなくて明確なお答えはできかねるんですけれども、いわゆる被ばく線量って、普通私たちが100mSvとか何とか言っていますが、全て外部被ばくですよね。内部被ばくでどれぐらい被ばくしているのかといったあたりは、具体的にカウントする手立てや基準は、今現在は存在していないのではな

いかと私は思っています。

　外部被ばくではなくて、内部被ばくが怖いのは、たとえわずかであっても、体内に取り込んだ放射能から出るアルファ線、ベータ線による影響は、非常に高いものであると。それは一局集中で発生をするので、外部被ばくの健康被害よりもはるかに危険性の高いものとして存在すると。なおかつ、放射性物質が数万年という規模の時間の長さで体内にとどまっているというのが、さっきの「黒い雨」訴訟の法廷で原告側から証言された内容を含めて、裁判所の方もその可能性を認めたものとして紹介したわけです。

　内部被ばくの危険性という点では、要するに放射線が出て、矢ヶ崎先生のお話なんかによると電離作用で分子を切断して、遺伝子が異常な状態になる、あるいは元に戻らないということで、健康被害を発症していっているという理屈、大雑把に言えばそういうことだと思うんです。

──今後の解決に向けた方向性は？

　「黒い雨」訴訟は控訴審に舞台が移っていますが、国のほうは一応対象の範囲を広げるというようなことを言ってると聞いています。その動向はどうなるんでしょうか？

　それと、範囲を広げるといっても一定の線引きをしてしまうと、どうしてもその線引きの外に置かれる人がいて、その人たちをまた分断してしまうと考えられるのです。もちろん地域を広げないといけないんですけれども、原爆の被爆の影響による一定の症状が出ている人たちは、全て救済するという方向性がすごく大事なのではないかなと思うんです。今後の解決に向けての平さんのお考えを少し聞かせていただけるといいなと思います。

　広島県・広島市が控訴するに際して、厚生労働省は範囲について検討するという条件があったので、控訴しましたと説明をしています。そのための検討会を厚生労働省は新しく設置して、先日第1回目の会合が行われたとニュースに出ていました。

　私も、それ以上のことは正確にはわからないので

すが、検討会の中でいくつかチームをつくって、どのチームはどういうところをちゃんと勉強する、研究するというふうな形でされるとは思います。

　まあ、一般的に言えばいい結論が出されて報告され、範囲が広がるというのが一番望ましいと思います。

　ただ、原爆症認定裁判にかかわってきた経験で言えば、原爆症裁判はずっと裁判で勝ってきたわけですね。裁判所、司法判断で認めた原爆症認定の条件とか範囲と、国がずっと維持をしてきた範囲が、ギャップが生じているわけです。私たちは、裁判所でこういう判決を出したのだから、行政は司法判断に基づいて変えんとあかんとずっと主張してきたわけです。しかし国は裁判には負けたけれども、負けた裁判には従うという態度を取ってこなかったから、いつまでもそのギャップは続いて、今でもノーモア・ヒバクシャ訴訟という裁判を続けないとあかんということになっているわけです。

　もう数年前になるんですけれども、厚生労働省はギャップを埋めるためという目的で、いわゆる答申のための検討会をつくって、3年か4年か非常に長い時間をかけて検討を続けました。検討会も何回も行われました。公開されたオープンな検討会でしたので、私も何回か東京まで足を運んで傍聴もしました。

　ただ、その検討会も、被爆者の代表も2人ほどメンバーに入っていて被爆者の立場に立った主張をされるんですけれども、結果的には厚生労働省の官僚が書いた筋道があって、それに沿った結論が最終的にはまとめられるということになってしまっているんですね。

　一番強く感じたのは、司法判断と行政のやっている判断が違っているから、そこを埋めようという目的なのだから、じゃあ、司法判断はどういう判決を出したのか、今まで国がやってきた行政とはどういう食い違いがあるのかを資料を突き合わせて検討するのが当たり前だろうと、私たちもそれを期待して検討会に臨んで傍聴もしていたんですけれども、結局、国は裁判所がどういう判断をしたのかという資料は、検討会には一切提示しませんでした。もう明

らかに意図的な検討会の運営なんです。

　だから今の国の行政のスタイルから見れば、今回の検討会だって、絶対それはないだろうなんていうことは、残念ながら言えないんですね。今回のその検討会には、メンバーとしては日本被団協の被爆者の代表も参加されています。でも全体として、どういうメンバー構成なのか、1人1人がこれまで放射線等についてどういうスタンスを取ってきた人なのかというのは、よく見ていかないと、結局は同じことの繰り返しになりかねないなと。

　要するに厚労省は、検討会の結論をもって、それをお墨付きとして、やっぱり今の範囲を広げることはできないんですという結論を出してくる可能性だってあると、そんなふうに思っています。

線引きではなく、全体が救済されるためには？
──線引きされると、どうしてもその外に健康被害を訴える人が出てきます。どうしたら全体が救済されるようにできるのか。原発事故も20km、30kmと線が引かれて分断されていく。今後健康被害が生じた時は、生じた人全てが救済されるように、どうしたらできるでしょうか。

　これも、非常に難しい問題だとは思います。けれども、1つ参考になればと思いますのは、「黒い雨」ではなくて「原爆症認定制度」の方なんですが、原爆症認定がされる範囲というのは、例えばがんの場合には直接被爆だったら何km以内にいた人とか、入市だったら何日以内に入市した人とか、それこそ線引きが具体的にされているわけです。心筋梗塞だったらどうだとか、甲状腺機能低下症だったらどうだとかという、疾病別に。

　ところが、100パーセントその線引きで全て終わっているかというと、制度上はそこには入らない人についても総合的に検討して判断しますというのが、これは制度上もちゃんと明記されているわけです。

　だから、例えば爆心地から3km以内の人でないと心筋梗塞を原爆症とは認めないということになっているけれども、その距離を超えた人は頭から駄目ということが文書上書いてあるかというと、そうで

はないんです。超えた人の場合については、実際にその人がどういう状況下で被爆をしたのか、どういう状況で初期放射線の症状を発症したのか、その後の長い人生の中でどんな病歴があったのか、あるいは家族の人はどうだったか、周りの人はどんな症状があったのか、そういうものを全部総合的に判断して、ちゃんと個々に判断をしましょう、そうしないと駄目ですよ、ということになっているわけです。

　実は原爆症裁判も、そこが1つの大きな拠り所で裁判をやってきて、国が定めている線引きを超えたところでも、いっぱい勝訴を勝ち取ってきているわけです。それが私は必要なのではないかと思います。

　だから、今回の「黒い雨」訴訟の判決でも、「大雨地域」とか、「小雨地域」とか、「広島市が調査した地域」とか、そういう地域の範囲だけで線引きをして判断すべきではないということは、裁判長もはっきり言っているわけです。

　やっぱり1人1人が、どういう状況下で「黒い雨」を浴びたり、どんな生活状況だったのか。どんな水を飲んでいたのか。それで、家族や、兄弟（姉妹）や、周りの人たちは、どんなふうな健康被害を発症しているのか、という全体を総合的にみて、確かにこの人は放射線を浴びているなと、あるいは原爆症を発症しているなと、それを認めるかどうかを判断すべきだと。それで84人の原告全員、カルテも取り寄せて、1人1人をやっぱり判断しているわけですね。

　それで全て解決するとは思わないんですけれども、基本はやっぱりそこであって、原告の1人1人が、どんな経験をされたのか、どういう症状を発症しているかというところを具体的に見ていくことが大切なのではないかなと思います。

徹底検証　福島甲状腺がんは本当に原発事故と無関係か
―甲状腺検査評価部会の欺瞞を読み解く―

プロフィール

宗川吉汪（そうかわ　よしひろ）
京都工芸繊維大学名誉教授
専門：生命科学、生物化学、分子生物学
生命生物人間研究事務所主宰　日本科学者会議京都支部代表幹事

甲状腺がんは事故と関係ないという「部会まとめ」

　1986年4月にチェルノブイリ原発事故が起きました。その時に放射性ヨウ素の内部被ばくで小児甲状腺がんが多発しました（①）。これは、チェルノブイリ原発事故による病気として国際機関が認めている唯一のものです。実際は、チェルノブイリでもいろんな病気が出ているのですが、国際機関はこれだけしか認めていません。否定しようがなく認めざるを得なかったのです。

　2011年の福島原発事故に際して、小児甲状腺がんは調べざるを得ませんでした。福島県の18歳以下の子供たち全員の甲状腺の検査が始まりました。一回目の検査は先行検査と言われ、事故があった2011年10月から2014年の3月まで行われました。

　先行検査についての検討委員会の説明によると、事故の起きる前の子供たちの甲状腺の状態を調査する、ということでした。実際の検査は事故が起きた後に行われているわけですが、少なくとも早めにやれば放射能の影響はあまりないだろうと考えたわけ

です。先行検査が3年間にわたって行なわれました。

　この検査で116人の悪性ないし悪性疑いが見つかりました。そのうち1人は良性でした。これほど多数の甲状腺がんが見つかったことは驚きでした。元々こんなにたくさんいたのか、やっぱり放射能の影響なのか、今でもいろいろな議論があります。

　その後、2014年の4月から2016年の3月まで2年間、本格検査の1回目が始まりました。2回目の本格検査は2016年4月から2018年3月、3回目は2018年4月から2020年3月まで、と2年ごとに行われて

① チェルノブイリ原発事故（1986.4.26）
　放射能による小児甲状腺がん多発
福島原発事故（2011.3.11）
福島県の18歳以下全員の甲状腺検査
＊甲状腺がん（悪性ないし悪性疑い）
　　先行検査　　　115人
　　（1回目検査、2011.10〜2014.3）
　　本格検査　　　71人
　　（2回目検査、2014.4〜2016.3）

② 事故時の大気の放射能
福島県放射能測定マップ

2011.4

0.0 0.1 0.2 0.3 0.4 0.6 0.8 1.0 1.2 1.4 1.6 1.8 2.0 2.5 3.0 (μSv/h)

避難地域＞中通り＞浜通り＞会津地方

います。1回目の本格検査で71人の悪性ないし悪性疑いが見つかりました。2年間での発症としては異常な多さでした。

　事故が起きた2011年の4月の福島県の調査による「福島県放射能測定マップ」を示します（②）。どのくらいの放射能が降ったかということがわかります。浜通りから中通り、福島市や郡山市の辺りの放射能が非常に高かったわけです。避難地域が一番高く、次ぎに中通り、それから、いわき市のある浜通り、そして会津地方は比較的低かったというデータです。

　先行検査は、放射能の異常に多かった避難地域から始めて、次ぎに中通り、そして、いわき市と会津地方という順番で行われました（③）。

　先にも述べたように、先行検査で115人の小児甲状腺がんが見つかりましたが、2016年3月、県民健康調査検討委員会は「先行検査の甲状腺がんは放射線の影響とは考えにくい」という中間取りまとめを行いました。

　4つの理由を挙げています。（1）被ばく線量がチェルノブイリ事故と比べて小さい、（2）被ばくから甲状腺がん発見までの期間が1年から4年と短い、（3）事故当時5歳からの発見はない、（4）地域別の発見率に大き

な差がない、ということです。これについては、もちろん、いろんな議論があります。

　2014年度から2015年後の2年間、1回目本格検査が行われました。2017年11月30日、第8回福島県県民健康調査検討委員会「甲状腺検査評価部会」が開催され、その席上、福島県立医大の放射線医学県民健康管理センターが作成した本格検査の結果に関する資料が提出されました。この資料をこれから「県立医大資料」と言います。検査が終わってから1年8ヵ月も経ってからようやく「資料」が出てきたのです。

　「県立医大資料」には、本格検査における甲状腺がんの10万人当たり発見率が示されています。それによると、避難地域が53.1人、中通りが27.7人、浜通りが21.5人、会津地方が14.4人で、放射線量の一番高い避難地域が一番多く、放射線量が低くなるに従って少なくなる、ということでした。

　先行検査から本格検査までの間隔は分かっているので年間10万人あたりの発見率が計算できます。結果は、避難地域で21.4人、中通りで13.4、浜通りで9.9、会津地方で7.7ということでした。避難地域は会津地方の2.8倍でした。

　「県立医大資料」結果はきわめて重要です。この

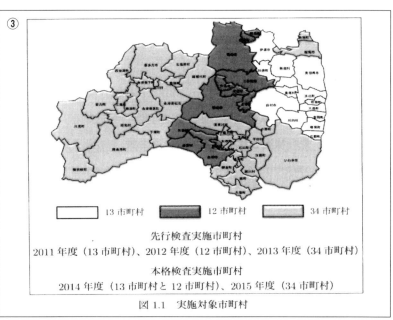

| 13市町村 | 12市町村 | 34市町村 |

先行検査実施市町村
2011年度（13市町村）、2012年度（12市町村）、2013年度（34市町村）
本格検査実施市町村
2014年度（13市町村と12市町村）、2015年度（34市町村）

図 1.1　実施対象市町村

資料から、原発事故後の福島県の小児甲状腺がんの発見率には明らかな地域差がある、つまり放射線量に相関するというふうに結論せざるを得ません。つまり、原発事故による放射能で小児甲状腺がんが発症したと考えざるを得ないのです。

「県立医大資料」が出てから1年半も経った2019年6月3日、第13回「甲状腺検査評価部会」で1回目本格検査の結果に関する「部会まとめ」が出されました。それによると、UNSCEAR（国連科学委員会）の推定甲状腺吸収線量を用いて、甲状腺がんの発見率と線量との関係を調べた、調べると両者に関係がなかった。つまり、甲状腺がんの発見率は放射線量とは無関係だ、事故とは関係がない、というのです。

この「部会まとめ」は、直後の7月8日に開かれた第35回県民健康調査検討委員会に報告され、了承されました。

矛盾その1　地域差否定のための評価部会

今日の私の話のタイトルは「評価部会の欺瞞を解く」ということでした。先に、「県立医大資料」が出されたのは、2017年11月30日開催の第8回「評価部会」であると言いました。そして2019年6月3日の第13回「評価部会」で「部会まとめ」が出されました。この間の部会長は、鈴木元という人です。

鈴木元氏の評価部会は、1年半の間に、第8回から第13回まで6回の部会を開いて、「県立医大資料」の結果を否定するために全精力を傾けたのです。

鈴木元氏らの"努力"の結果は、2020年2月2日～3日開催された「第2回放射線医学県民健康管理センター国際シンポジウム」で報告されました。

鈴木氏は、自分たちの評価部会の任務は、1回目本格検査における甲状腺がんと放射線被ばく線量との関連の解析法を追求することであった、と述べました。そして、検査にはいろいろ偏りや交絡がある、結果の解釈を邪魔するいろんな要素がある、それらを調整する方法を検討した、それによって初めて放射線量と甲状腺がんの発症率とが正しく調べられ

る、と述べました。

鈴木評価部会の任務というのは、あけすけに言えば、「県立医大資料」に示された本格検査の地域差を否定することでした。それが彼らの任務だったのです。

本格検査のデータには、年齢の違い、性別、地域の違い、などいろんな交絡因子が入っているだろう。本格検査で地域差が出たのは、様々なそういう交絡因子が関与したためであると考えて、それを証明すべく彼らは努力したというわけです。

講演で鈴木部会長は次のように述べました。

「先行検査の結果の時に行ったのは、地域相関研究です。それぞれの被ばく線量が高いと思われる地域、中間ぐらいのところ、低いと思われるところ、そこの中で甲状腺がんが多いのか少ないのかというものを比較しようとした研究でした。今回私たちは、この方法をとらないというふうに最初に決めました。」

先行検査では甲状腺がんの発症率に地域差がなかった。ところが本格検査で地域差が出てしまった。だから今度は、そういう地域相関研究は採用しない、というのです。ご都合主義もいいところで、科学者のやることではないと思います。

地域相関研究についての鈴木氏の主張を見てみましょう。

地域の集団レベルの交絡と個人レベルの交絡の性質が異なる、だから集団レベルで交絡因子を調整しても、個人レベルの調整ができない。同じ集団内でも、個人ごとに被ばく量、年齢、性別が違うので、地域相関研究は適切でないと、主張しました。

この主張はそれとしてはもっともなところがあります。しかしながら、実際には、集団内での個人ごとの被ばく量、あるいは年齢、性別の調整は極めて困難で、後で見るように、鈴木評価部会でも、結局、調整できなかったのです。

まず最初に鈴木氏らが着目したのはB判定と細胞診についてです。甲状腺のエコー検査の結果、甲状腺がんの疑われるある程度の大きさの結節やのう胞がある場合にB判定とします。B判定になった人は

④ **B判定率や細胞診実施率が年度で違う**

年度	先行検査				本格検査1回目			
	H23年度	H24年度	H25年度		H26年度		H27年度	
対象地区	避難地区等13市町村	中通り	浜通り	会津地方	避難地区等13市町村	中通り	浜通り	会津地方
B判定率(%)	0.53	0.73	0.91	0.99	1.03	0.81	0.82	0.80
細胞診実施率(%)	47.7	27.1	22.5	16.7	13.5	12.9	7.8	5.4

⑤ **反論**

＊ B判定率は一次検査対象者に対する割合で、細胞診実施率は二次検査対象者に対する割合
＊ 一次検査対象者に対する細胞診実施率を求める

	避難地域	中通り	浜通り	会津地方
先行検査	0.253%	0.198%	0.205%	0.165%
本格検査	0.139%	0.104%	0.064%	0.043%

⑥ **反論つづき**

＊ 先行検査では、各地域で0.2%程度
＊ 本格検査では、
　　避難地域＞中通り＞浜通り＞会津地方
　　→甲状腺がん発見率に対応
＊ 一次検査対象者に対する甲状腺がん発見率（「県立医大資料」参照）

	避難地域	中通り	浜通り	会津地方
先行検査	0.0335%	0.0384%	0.0430%	0.0356%
本格検査	0.0492%	0.0255%	0.0196%	0.0155%

⑦ **反論つづき**

本格検査における甲状腺がん発見率／細胞診実施率

避難地域	中通り	浜通り	会津地方
0.35	0.25	0.31	0.36

＊ 本格検査における細胞診実施率の地域差は甲状腺がん発症率の地域差であって
＊ 検査の交絡の影響ではない

次に細胞診を受けて甲状腺がんになっているかどうかを調べます。④にあるようにB判定率と細胞診判定率が検査の実施年度で違っています。

検査年度ごとにB判定率や細胞診実施率が違うのは、地域ごとに検査年度が違うからだ、と鈴木氏は主張しました。検査に偏りが出た結果だ、というわけです。年度によって、がんを発見するためのいろんなパラメータが変動している、その変動というのはおそらく、がん発見率に大きく影響してくるだろう、だから、「県立医大資料」にある地域ごとに違うという本格検査の結果は信用できない、と言うのです。

ここで鈴木氏たちは大きなまやかしをします。B判定率を一次検査対象者に対する割合にし、細胞診実施率をB判定を受けた二次検査対象者に対する割合にしたのです（⑤）。

しかしここで、細胞診の実施率を一次検査対象者に対して求めるとどうなるでしょう。先行検査の場合、避難地域で0.253、中通りで0.198、浜通りで0.205、会津で0.165となり、年度ごとの大きな差はなくなります。

しかしながら、本格検査では差が見えます。避難地域では細胞診の実施率は0.139%、会津では0.043%でした。これは、まさに「県立医大資料」にあった結果の反映です。検査の偏りというのはそれほど大きいわけではありませんでした。

先に示したように、一次検査対象者に対する細胞診実施率は先行検査では各地域で0.2%前後でした。一方、本格検査では避難区域が一番多く、それから中通り、浜通り、会津の順番でした。これは明らかに甲状腺がんの発見率に対応しています。

次に、一次検査対象者に対する甲状腺がんの発見率を見てみます（⑥）。先行検査では、避難区域で0.0335%、中通りで0.0384、浜通りで0.0430、会津地方で0.0356、とあまり大きな差はありません。ところが本格検査になると0.0492から0.0255、0.0196、0.0155と明らかな地域差が見えてきます。

本格検査における細胞診の実施率に対する甲状腺

がんの発見率を計算してみました（⑦）。甲状腺がんの発見は、避難地域が多く、会津地方は少なかった。しかしながら細胞診実施率に対する甲状腺がん発見率を見ると、地域によってそれほど大きな差がありません。避難地域で0.35、会津地方で0.36でした。このことは検査に大きな交絡因子はなかったということを示しています。

以上から、検査結果に交絡因子の影響は無視できる、といえます。講演で鈴木元氏は、本格検査の2014年度と2015年度とで細胞診の実施率が違っていると言いましたけれども、これは、2014年度は避難地域で被ばく発症が多かったからです。細胞診実施率が高くなるのは当然です。

矛盾その2　検査間隔は関係がない

講演で鈴木元氏は、さらに、検査間隔の違いが甲状腺がんの発見率を上げた、と言いました。それは事実ではありません。0から4歳には甲状腺がんが見つからないので、5歳以上の甲状腺がんの発見数を見てみます（⑧）。10万人あたり、避難地域で66.4人、中通り・浜通りで30.5人、会津で14.6人でした。明らかに、避難地域が多く、会津は少ない。鈴木氏は、検査間隔が違うからこのような結果がでた、と言いました。

検査間隔は、避難地域で2.84年、中通り・浜通りで2.16年、会津地方では1.77年でした。そこで、年

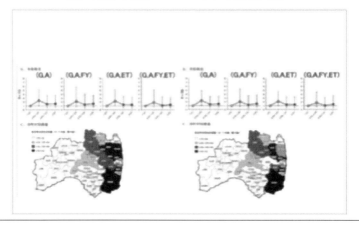

⑨
本格検査（6〜14歳）の解析
左：最高値　　　右：最低値

間の10万人あたりの甲状腺がんの発見率を計算してみます。避難地域は23.3人年、中通り・浜通りは14.1人年、会津は8.2人年となります。会津を1とすると、中通り・浜通りは1.7で約2倍、そら避難地域は2.8で約3倍となりました。

明らかに避難地域で甲状腺がんの発見率が高まった。つまりこれは、放射能の影響によるというふうに考えざるを得ないわけです。

「県立医大資料」にでてきた地域差は交絡因子の影響だ、という鈴木氏の講演での主張を聞いてみましょう。

「避難地区、中通り、浜通り、会津と『悪性ないし悪性疑い者/受診者（10万人対）』の頻度を見ていきますと、避難地区が一番高い、会津が一番低いというような形になるのですが、じつは、この中に平均検査間隔とか、細胞診実施率とか、そういうものが交絡している。しかも、それが総て同じようなパーセントで来ていないで、グラディエント（勾配）が付いている。」

しかし、これは先ほど話した通り、間違いです。

鈴木氏らは、同じ地域内でも、年齢や市町村により甲状腺量が多様だ、だから地域相関研究では生態学的錯誤が避けられない、と主張し、UNSCEAR（国連科学委員会）の甲状腺吸収線量を持ち出して、発見率と甲状腺線量の関係を性別（G）、年齢（A）、検査年度（FY）、検査間隔（ET）を交絡因子と

⑧
講演での鈴木発言
検査間隔の違いががん発見率を上げた

反論
5歳以上の甲状腺がん発見数
（0〜4歳の甲状腺がんはない）

	避難地域	中・浜通り	会津
10万人当り	66.4人	30.5人	14.6人
検査間隔	2.84年	2.16年	1.77年
年間10万人当り	23.3人	14.1人	8.2人
	(2.8)	(1.7)	(1)

⑩ 本格検査（15歳以上）の解析
左：最高値　　　右：最低値

して多変量解析をしたというわけです。事故当時6歳から14歳までの本格検査について解析し、ついで15歳以上を解析したということで、そのデータを出してきました。

⑨は6〜14歳の結果です。図の左はUNSCEARの一番高い最高値を取った場合で、右は最低値を取った場合の結果です。性別（G）、年齢（A）、検査年度（FY）、検査間隔（ET）を調整して、最高値と最低値で調べた、というわけです。

図の横軸は吸収線量を示しています。左から、＜10mGy、10〜15mGy、15〜20mGy、＞20mGy。縦軸は、＜10mGyの時の発症率を1とした時の各線量での発症率です。

この結果から、鈴木氏は、6〜14歳の甲状腺がんの発症率は吸収線量によって変わらない、と結論しました。

ところで、この図を見て、どのような調整をしても結果に差はない、つまり、調整の効果はなかった、ということがわかります。

次に15歳以上の解析です（⑩）。最高値の方では線量と発症率に差がないという結果だったが、最低値では、線量が高いとむしろ発症率が下がってしまった。これはおかしい。

この結果に鈴木氏らは困ったようです。次のように弁解しています。

「一方、15歳以上で見ていきますと、こういう交絡因子を調整していくと、調整しすぎなのかな……。ここまで行くと逆にマイナスのカーブになってしまいます。つまり線量が多い方が発症率が少なくなったんだったと。最初に申し上げましたけれど、こういう場合は線量効果関係がある、なしという解析として、まだ、交絡因子の調整とかが15歳以上では十分できていないということを物語る結果だと、私たちは解釈しています。」と。もう笑っちゃいません？

そもそもUNSCEARの甲状腺被ばく量の推定は、基本的にセシウムの降下量を見ているだけで信頼性が極めて乏しい。さらに、性別、年齢、検査年度、検査間隔のいずれの交絡因子で調整しても結果に変わらなかった。15歳以上では、とんでもない結果になりました。

結局、鈴木氏らの行ったことは、発見率に差が出ないように、地域を分けたに過ぎないのです。

矛盾その3　男女比について、今後の課題と言い逃れ

鈴木評価部会の大きな矛盾はその他にもあります。甲状腺がんの男女比です。臨床的に発見される甲状腺がんの男女比は普通、1対6です。ところが、本格検査では男女比がほぼ1対1でした。チェルノブイリの原発事故でも小児甲状腺がんの発症の男女比はほぼ1対1でした。鈴木評価部会は、男女比と被ばくの関連については今後の課題だ、と言って逃げました。

「県立医大資料」をもう一度見てください（⑪）。一次検査受診者は避難区域で34,558人、悪性の悪性疑いは17人でした。10万人あたりでは53.1人になります。中通りでは27.7、浜通りの21.5、会津地方で14.4でした。カッコ内は、会津を1とすると、避難区域が3倍3.43になりました。

避難区域、中通り、浜通り、会津地方の市町村を示しました（⑫）。放射能の高さは、避難区域＞中通り＞浜通り＞会津地方の順でした。

⑪ **「県立医大資料」の結果再掲**

一次検査受診者	悪性・悪性疑い	10万人当り
避難区域		
34558	17	53.1(3.43)
中通り		
152697	39	27.7(1.79)
浜通り		
51053	10	21.5(1.42)
会津地方		
32212	4	14.4(1)

（カッコ内は患者数について会津地方を1とした時の
各地域の比率）

⑫

避難区域：川俣町、浪江町、飯舘村、南相馬市、
伊達市、田村市、広野町、楢葉町、富岡町、川内
村、大熊町、双葉町、葛尾村

中通り：福島市、二本松市、本宮市、大玉村、郡
山市、桑折町、国見町、天栄村、白河市、西郷
村、泉崎村、三春町、須賀川市、鏡石町、中島
村、矢吹町、石川町、矢祭町、浅川町、平田村、
棚倉町、塙町、鮫川村、小野町、玉川村、古殿町

浜通り：いわき市、相馬市、新地町

会津地方：檜枝岐村、南会津町、金山町、昭和
村、三島町、下郷町、喜多方市、西会津町、只見
町、猪苗代町、磐梯町、北塩原村、会津美里町、
会津坂下町、柳津町、会津若松市、湯川村

⑬ **UNSCEAR推計被ばく線量の最大値の地域**

30 mGy以上：広野町、楢葉町、富岡町、大熊町、
双葉町、葛尾村、いわき市、

30～25 mGy：田村市、福島市、二本松市

25～20 mGy：伊達市、川内村、本宮市、大玉村、
郡山市、桑折町

20mGy未満：川俣町、浪江町、飯舘村、南相馬
市、国見町、天栄村、白河市、西郷村、泉崎村、
三春町、須賀川市、相馬市、鏡石町、新地町、中
島村、矢吹町、石川町、矢祭町、浅川町、平田
村、棚倉町、塙町、鮫川村、小野町、玉川村、古
殿町、檜枝岐村、南会津町、金山町、昭和村、三
島町、下郷町、喜多方市、西会津町、只見町、猪
苗代町、磐梯町、北塩原村、会津美里町、会津坂
下町、柳津町、会津若松市、湯川村

⑭ **本格検査の甲状腺がんの発見率**

一次検査受診者	悪性・悪性疑い	10万人当り
30 mGy以上		
51551	11	21.3(1.16)
30～25 mGy		
55810	13	19.7(1.07)
25～20 mGy		
64870	29	44.7(2.44)
20 mGy未満		
98309	18	18.3(1)

（カッコ内は患者数について20mGy未満地域を1とした時の各地域の比
率）

評価部会の報告とほぼ一致

UNSCEARの被ばく線量の最大値の地域にある市
町村を見ていくと、>30mGy、30～25mGy、25～
30mGy、<20mGyのいずれの地域にも避難地域の
市町村が入っているのがわかります（⑬）。こうし
て鈴木評価部会は放射能の高いところと低いところ
ゴチャゴチャにしてしまいました。

鈴木氏らの地域分けに従って計算すると、本格検
査の甲状腺がんの10万人あたり発見率は、>30mGy
で21.3、30～25mGyで19.7、25～30mGyで44.7、<
20mGyで18.3、でした（⑭）。これは、先ほど評価部
会の出したデータとほとんど変わりません。

まとめ

私の今日の報告の結論は以下の通りです。

従来、避難地域を高線量地域、中通りを中線量地
域、浜通りと会津地方を低線量地域として甲状腺検
査を解析してきた。その結果、1回目本格検査では、
「県立医大資料」にあるとおり、小児甲状腺がんの
発症率が被ばく線量に従って高くなっていることが

示された。一方、地域分けを適当に変更すれば、甲
状腺がんと放射線被ばくとの間の関係を否定でき
る。評価部会はUNSCEARのデータを持ち出して新
たな地域分けを行ったにすぎない。そもそも
UNSCEARの甲状腺被ばく量の推計は過小評価で信
頼できない。評価部会は、初めに結論ありきで、適
当な地域分けをして「県立医大資料」を否定したの
である。

私のプレゼンテーションは以上です。ご静聴あり
がとうございました。

京都・市民放射能測定所は、原発事故汚染水の海洋放出に反対します！

政府・東電は、原発事故汚染水を海洋放出しようと狙っていますが、京都・市民放射能測定所は一貫して反対してきました。講演会や勉強会を開催し、トリチウムの危険を訴えてきました。

現地からも国内各地からも、世界からも、同じように海洋放出に反対する声が広がっています。

『これ以上海を汚すな！市民会議』がよびかけた『福島第一原発事故によるタンク貯蔵汚染水の陸上保管を求める共同声明』には、2020年5月16日までに357団体が賛同しましたが、京都測定所としても名を連ねさせていただきました。

これからの決意もこめて、あらためて『共同声明』を紹介させていただきます。

＊＊＊

福島第一原発事故によるタンク貯蔵汚染水の陸上保管を求める共同声明

未曾有の被害をもたらした、東京電力福島第一原発事故は、未だ、政府の原子力緊急事態宣言も解除されておらず、多くの住民が避難生活を強いられ、放射能汚染による長期的な低線量被曝にさらされています。

福島第一原発事故により発生しているトリチウム等タンク貯蔵汚染水の処理については、経済産業省資源エネルギー庁に汚染水処理対策委員会「トリチウム水タスクフォース」を2013年12月に設置し、「希釈後海洋放出」が最も短期間・低コストで処分できるとの処分方法報告書を2016年6月に公表しました。

これに基づき、同年11月「多核種除去設備等処理水の取扱いに関する小委員会」が設置され、「風評被害などの社会的な観点」「被ばく評価に基づく影響」など観点から協議し、2018年8月「広く国民の皆様に処分方法や処分した際の懸念等に関する意見を伺う」「説明・公聴会」を開催しました。公聴会では、「海洋放出されれば、福島県漁業が壊滅的打撃を受ける」という漁業者をはじめとする多数の人たちが海洋放出に反対し、敷地内でのタンク貯蔵を継続する等の陸上保管の意見を出しました。これらの声を切り捨て、敷地不足を理由に陸上保管の継続に難色を示す東京電力の説明のまま、「地元の生活を犠牲にして廃炉を進めるのは論理が破綻している」「風評に大きな影響を与えないと判断される時期までの貯蔵が必要ではないか」「敷地拡大が可能なのではないか」等の委員の意見も無視し、本年2月、「はじめに結論ありき」のごとく、「海洋放出の方がより確実に実施できる」とする報告書が提出されました。

これを受け、本年3月、東京電力は「検討素案」として処分方法を公表し、「トリチウム以外の放射性物質の量を可能な限り低減（二次処理の実施）、トリチウムの濃度を可能な限り低く」「地下水バイパス及びサブドレンの運用基準1ℓ当り1,500ベクレルを参考に検討」して、福島県沖への海洋放出を年間22兆から100兆ベクレルで最長30年かけ放出する拡散シミュレーションを示しました。

そもそも、タンク貯蔵汚染水は、液体放射性廃棄物です。タンクに貯蔵されているのはトリチウムだけでなく他の放射性物質が含まれています。東京電力によればタンク群の72％に基準値超えの放射性物

質が含まれています。海洋放出されれば、こうした放射性物質も同時に放出されることになり、東京電力は放出前に二次処理すると言っていますが、完全に取り除けるわけではありません。1月時点で総量860兆ベクレルとされるタンク貯蔵トリチウムが海洋放出されれば、こうした放射性物質も同時に放出されることになります。原子力施設から排出されたトリチウムなどは、生物濃縮や健康影響の懸念が払拭されていません。

翻って、タンク貯蔵汚染水は、東京電力福島第一原発事故に発生原因があります。液体放射性廃棄物であるタンク貯蔵汚染水は、東京電力が発生者責任の原則のもと、厳重に管理し処理しなければなりません。国・原子力規制委員会は、東京電力福島第一原発について、原子炉等規制法により特定原子力施設に指定している以上、関係諸法令に基づき、液体放射性廃棄物を適切な方法により安全管理を講じさせなければならない義務があり、国民の生命・財産を守るため、高度な注意義務を果たすことが求められています。仮にも液体放射性廃棄物の処理によって健康影響や社会的被害を起こしてはならないのです。

事故後の港湾内外への放射性核種毎の放射能の総放出量や貯蔵タンク内の核種毎の放射能総量などの情報公開もなく、放出に関する環境アセスと総量規制も実施しないままに液体放射性廃棄物の海洋放出することは、許されるものではありません。タンク貯蔵汚染水＝液体放射性廃棄物は、予防原則に立って、タンク保管や固化保管等安全な陸上保管を進めることが現実的であり、国民の生命・財産を守るための賢明な選択です。

コストを優先してタンク貯蔵汚染水＝液体放射性廃棄物を海洋放出することは、東日本大震災と原発事故から再生途上にある漁業者に打撃を与え、水産業はじめ地域の社会経済への影響は甚大です。これは、「人間の復興」に逆行する行為で許されるものではありません。

本年3月、安倍首相は「意思決定まで時間をかけるといつまはそれほどなく、できる限り速やかに処分方針を決定したい」と発言し、本年夏までの海洋放出の政府決定に向けて走り出しています。経済産業省が福島県内関係自治体や15市町村議会、関係者のヒアリングを開始していますが、地元福島県の報道機関は「『時間切れ』許されない」という社説を出し、浪江町議会が海洋放出反対決議を行っています。

4月6日に開催された「関係者の意見を伺う場」で福島県漁連の野崎会長は、「われわれとしては、なんでこのようなことが起きたんだ、ということに立ち返ってしまう。やはり原子力災害だ。われわれ福島県の漁業者は、地元の海を利用して、その海洋に育まれた魚介類を漁獲することを生業としてきた。震災後、地元で土着しながら生活を再建するということを第一に考えている。その観点から海洋放出を反対するものという考えに至らざるを得ない。国の廃炉に向けて進めてきた汚染水の総量を減らすため、地下水バイパス、サブドレンの排出に苦渋の想いで協力してきた。トリチウムを含んだ水については、関係者の理解なしに、いかなる処分も行わない、というご回答をいただいている。それ抜きに信頼関係は成り立たない。沿岸漁業では、1魚種1検体の抽出検査を行い、試験操業を実施していきている。令和元年度の漁獲高は、震災前の14％。本年2月に出荷制限が解除され、今後、増産に向けて舵を切ろうとしている。9年で若い漁業者の参入が進んだ。今後彼らに将来を約束していくためにも、海洋放出に反対する。また、海洋に県境はない。意図的に海洋にトリチウムを放出することは、福島県の漁業者だけで判断することはできない。全漁業者の意見をきいてもらいたい。」と訴えました。これまで、福島県漁連は「海洋放出には断固反対する」、全漁連も「全国の漁業者・国民に対する裏切り行為であり、極めて遺憾である」と海洋放出を絶対に行わないよう強く求めてきました。

わたくしたちは、一昨年の説明公聴会で圧倒的多数を占めた陸上保管を求める声を、一顧だにしない政府の強硬姿勢を認めるわけにはいきません。国は、全漁業者はじめ、福島県内各自治体、全国各地

で公開の公聴会を開き国民の声を聞くべきです。

　わたくしたちは、かけがえのない海をこれ以上汚すな！漁業者を孤立させるな！と訴えてまいりました。あらためて、心を寄せるみなさまとともに、政府に対しトリチウム等タンク貯蔵汚染水の海洋放出をやめ、陸上保管による恒久的対策を確立することを求めます。

　2020年5月18日

【呼びかけ団体】

これ以上海を汚すな市民会議

共同代表　織田千代　佐藤和良

連絡先：福島県いわき市鹿島町久保於振1－2

（TEL：0246－58－5570）

【賛同団体】357団体

（京都・市民放射能測定所も賛同しました。）

京都・市民放射能測定所　8年間の取り組み

プロフィール

佐藤和利（さとう　かずとし）
京都・市民放射能測定所事務局長

1　なぜ京都に測定所が誕生したの？

京都・市民放射能測定所が誕生したのは2012年5月19日です。関西初の測定所としての開設でした。まず2011年当時のことを振り返りたいと思います。

3月11日の東日本大震災、それに続く福島第一原発事故のため、放射性物質がまき散らされ、多くの食品が汚染されていきました（①②）。

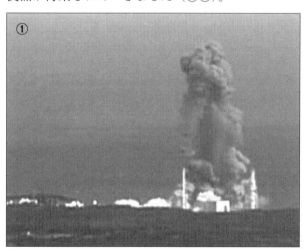

①

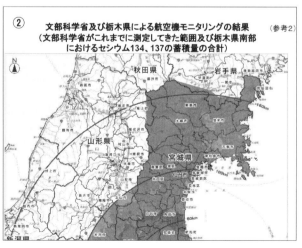

② 文部科学省及び栃木県による航空機モニタリングの結果　（参考2）
（文部科学省がこれまでに測定してきた範囲及び栃木県南部におけるセシウム134、137の蓄積量の合計）

私にとってショックだったのは、飼育されている肉牛が「汚染稲わら」を食べたため、「汚染肉」が関西のスーパー各店に出回ったことです。私の近所にもそのスーパーがあり、よく牛肉を買っていました。私の二人の娘が小学生だったので、食べさせてしまったかと後悔した事を覚えています。

他にも、給食食材が汚染されていたとか、牛乳が汚染されていたとか、たくさんの問題が見つかりました（③）。

京都にも、原発事故から逃れるため多くの方が避難して来られていました。避難者の方と交流する中

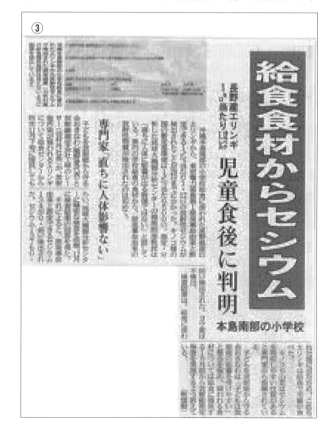

③ 給食食材からセシウム　児童食後に判明　本島南部の小学校

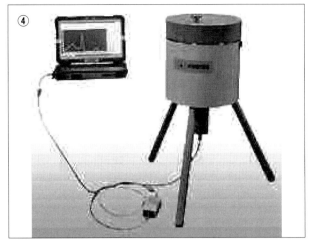

④

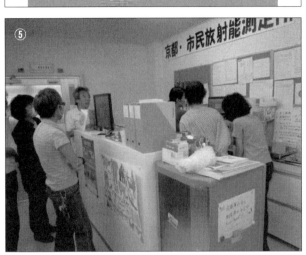

⑤

字通り勉強をつみ重ね、測定練習を繰り返し、未経験者ばかりでしたが10数名でスタートしました（⑤）。

京都・市民放射能測定所は、市民による市民のための測定所であり、原発事故で被害を受けた方たちの思いを受け止め、原発事故を二度と起こさないために汚染の実態を知らせ、内部被ばくによる健康被害を防ぐ。その使命感があったからこそ、8年間継続してこれたと思っています。

2　現在でも放射能汚染はあります

2011年の福島原発事故から10年が過ぎようとしている今、あの事故は「過去のもの」であるかのようにマスコミでも扱われ、課題は「復興」だけと描かれることが多くなりました。

しかし、放射能は依然として残り、人体に影響を与え続けています。確かに食品から高濃度の放射性セシウムが検出されるケースは少なくなってきてい

で、「せっかく避難してきたのに、汚染された食品が流通していたら、避難の意味がない」という声があがりました。福島では汚染食材から防護するために市民測定所がつくられたと聞き、そこのスタッフの方を京都に招いて2011年秋に講演してもらいました。その時、関西のスーパーで買った鶏肉を簡易測定してもらったら、何とその鶏肉が汚染されていたのです。衝撃的でした。

これなら「京都にも測定所をつくるべきではないか!」と奥森（京都測定所現代表）が発案し、設立スタッフをつのって市民によびかけたところ、「ぜひつくろう」「スタッフをします」と盛り上がり、市民からの募金160万円が集まりました。そのおかげでベラルーシATOMTEX社の『ヨウ化ナトリウムシンチレーター　AT1320A』を購入することができました（④）。

開設した当初は週3日の測定日を設けていました。測定所スタッフは、京都に避難されてきた避難者の方たちと、開設をいっしょに担ったメンバーと、文

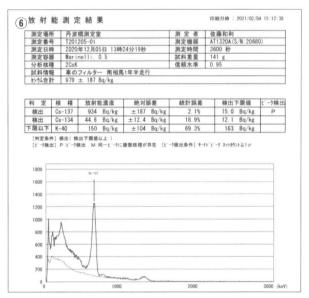

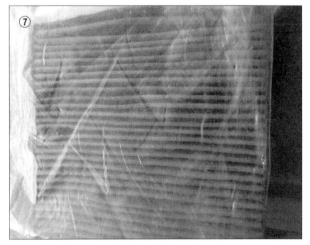

⑦

ますが、土壌などの環境は依然として高い汚染が続いており、油断すれば再び汚染食材が市場に流通する危険があります。

その1例として、2020年12月に測定した車のエアコンフィルターの結果を示します（⑥⑦）。

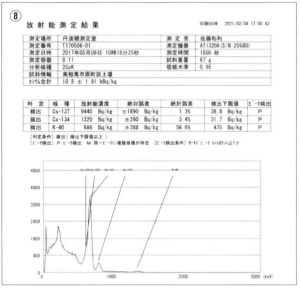

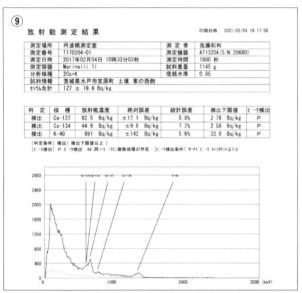

これは福島県南相馬市で1年半走行していた車から外したエアコンフィルターですが、土壌から舞い上がった放射性セシウムを吸着したものではないかと考えます。

測定開始とともに、パソコン画面の放射性セシウムを示すスペクトルがグングン立ち上がっていきました。最終的に放射性セシウム137の濃度が934ベクレル/kg、セシウム134の濃度が44.6ベクレル/kgという値が出ました。

放射能は目に見えません。しかし測定すれば、その存在が見えるようになります。今も汚染は続いているのです。

3　汚染はどのように広がっているのでしょうか？

原発事故は福島で起きました。しかし放射能は風に乗り、県境を超え、広範囲に拡散し、東日本の各

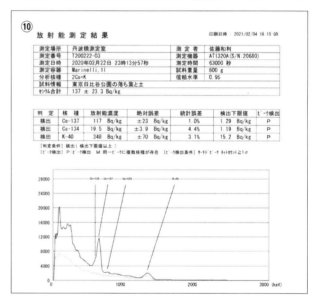

表1

測定した土壌	セシウム137	セシウム134	測定年月	備考
福島県南相馬市	9440±1890Bq/kg	1320±260Bq/kg	2017年5月6日	⑧
茨木県水戸市	82.5±17.1Bq/kg	44.9±9.6Bq/kg	2017年2月4日	⑨
東京日比谷公園	117±23Bq/kg	19.5±3.9Bq/kg	2020年2月22日	⑩　落ち葉含む
静岡県浜松市	17.7±3.5Bq/kg	4.91±1.07Bq/kg	2017年2月11日	⑪
京都市伏見区	検出下限以下	31.2±7.0Bq/kg	2017年3月5日	⑫

※測定年月の違いや測定時間の違いがありますので厳密な比較ではありません。
※セシウム134は、天然核種ビスマス214の影響もあり、数値が実際より高く出る場合があります。

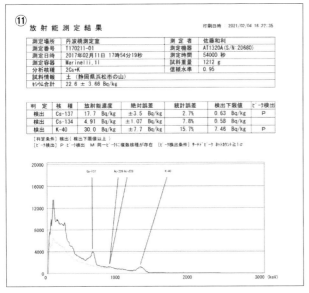

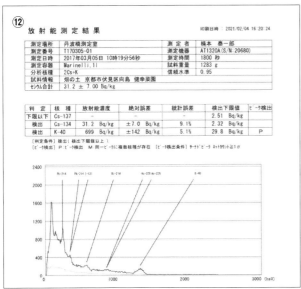

地に降り、汚染を広げました。それは土壌を測定することで、明らかにわかります。京都測定所は会員の協力を得て、東日本各地の土壌を測定してきました。その結果が表1（前ページ）です。

原発事故が起きた地点では当然高濃度の放射性セシウムが検出されます。そこから距離が離れると、検出される値は低くなりますが、少なくとも浜松市までは影響が及んでいることが確認できます。関東圏も当然影響範囲に入ります。

4　忘れることのできない測定検体

測定所開設から8年間の測定活動の中で、忘れることのできない測定検体というものがいくつかあります。私たちはそれを伝えていくことが、大事だと考えています。

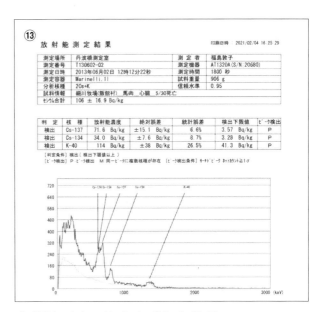

内部被ばくの怖さを感じた検体

福島県飯舘村の牧場から、馬が突然死することが連続しておきたため、死因を解明する一助になればと依頼されて測ったのが「死馬の心臓」です（⑬）。

2013年6月2日の測定ですが、放射性セシウム137の濃度が71.6ベクレル/kg、セシウム134の濃度が34.0ベクレル/kgありました。放射性セシウムが筋肉、心臓に蓄積されることの証拠だと考えています。心筋梗塞の原因になると言われていますので、馬が突然死したことも納得できます。馬と人間の違いはあるかもしれませんが、内部被ばくは絶対に避けなければいけないのです。

セシウム137の半減期30年の長さを感じた検体

放射性セシウム134の半減期は2年、セシウム137

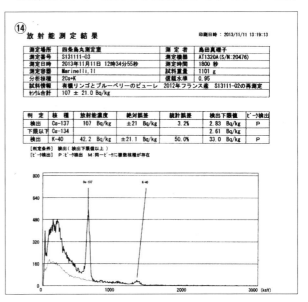

の半減期は30年です。事故から10年たった2021年3月時点では、134は32分の1に減っていますが、137はそれほど減っていません。まだまだ長期間にわたって私たちは放射能汚染と向き合っていかないといけないのです。

チェルノブイリ原発事故が起きたのが1986年です。その時の放射能が未だに食品に影響を与えているとわかったのが、2013年11月11日に測定した「有機リンゴとブルーベリーのピューレ」（フランス産）でした（⑭）。

放射性セシウム137の濃度が107ベクレル/kg、セシウム134は検出限界以下でした。輸入品ですが、食品の規制基準（100ベクレル/kg）すら超えていました。

衣服への放射性セシウムの吸着

関西に避難された方が、現地で着て、洗濯して、干しておられた衣服を測ったら、放射性セシウムが吸着していました。洗っても繊維に吸着したものは落ちないこともわかりました（⑮⑯）。

2013年2月9日に測った東京から避難されてきた方の服は、放射性セシウム137の濃度が45.0ベクレル/kg、セシウム134は21.0ベクレル/kgありました。2014年7月30日に測った福島県いわき市から避難されてきた方の服は、放射性セシウム137の濃度が57.5ベクレル/kg、セシウム134は21.8ベクレル/kgありました。

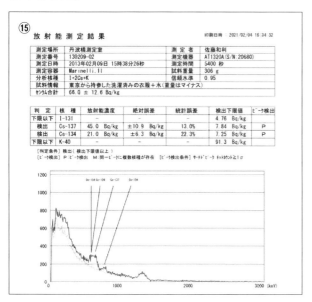

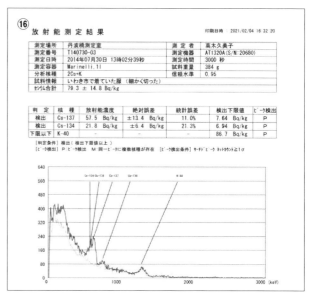

原木の流通

産地が滋賀県なのに放射性セシウムが検出された椎茸がありました。この椎茸は原木栽培だったのですが、実はその原木が東北産だったのです。産地表示だけでは放射能の有無を判断できない例です（⑰）。

2013年5月22日に測った値が、放射性セシウム137の濃度が34.3ベクレル/kg、セシウム134は17.0ベクレル/kgありました。

焼却による濃縮

震災当時の東北地方のガレキを受け入れて焼却するかどうか、京都でも議論になりました。その是非をここで論じませんが、焼却という処分方法自体は、あらゆる物質を濃縮するという点で問題と注意点を含んでいます。表2は、京都測定所に依頼され

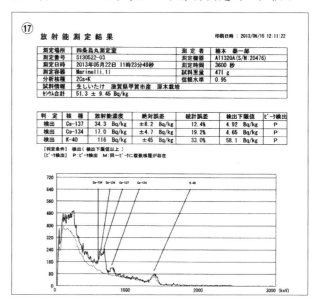

表2

測定物	セシウム137	セシウム134	測定年月	備考
長野県産木質ペレット	1.76±1.22Bq/kg	検出下限以下	2016年7月2日	⑱
上記ペレットの灰	196±41Bq/kg	102±23Bq/kg	2016年7月2日	⑲
福島市の薪の灰	1360±290Bq/kg	238±77Bq/kg	2017年8月6日	⑳
京都市産杉ペレットの灰	13.1±3.1Bq/kg	42.2±8.4Bq/kg	2021年2月6日	㉑

※測定年月の違いや測定時間の違いがありますので厳密な比較ではありません。
※セシウム134は、天然核種ビスマス214とカリウム40の影響もあり、数値が実際より高く出る場合があります。
※セシウム137は、原発事故以前の核実験による残留分も含んでいます。

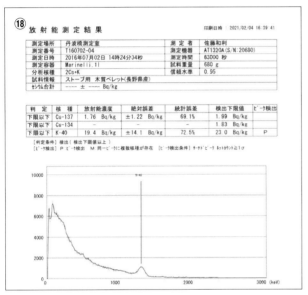

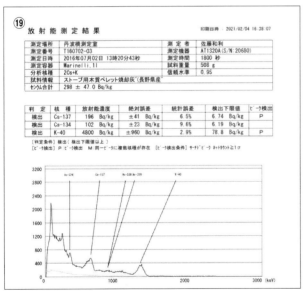

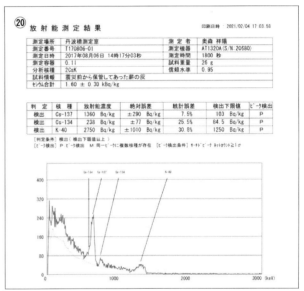

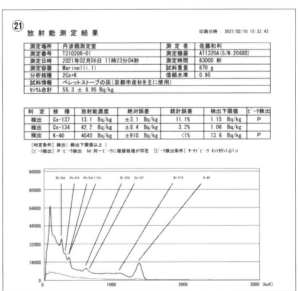

た各地の灰とペレットの測定結果です。

　まず、⑱と⑲はストーブ用の長野県産木質ペレットそのものの値と、そのペレットを燃やした後の灰のデータです。セシウム137で言えば100倍以上濃縮されています。「灰」の性質として飛散しますので、

吸入したりすることは人体に害があると判断しています。

　⑳は、福島市で震災前から保管されていた薪の灰ですが、原発事故の放射能の影響を受けてしまったため、高濃度のセシウム137が検出されています。

㉑は、京都市産の杉でつくられたストーブ用ペレットの灰です。セシウム137の値は、関西圏の灰を測った時の結果とほぼ同レベルです。原発事故以前の核実験等で発生したセシウム137がその半減期30年という長さのために残留しており、その影響も含んだ値と考えられます。

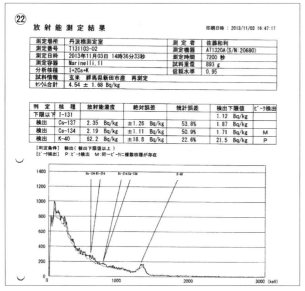

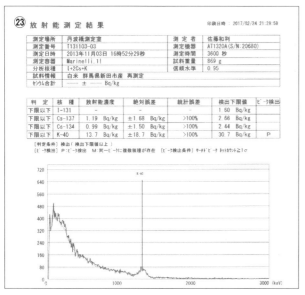

そして共通していますが、天然由来の放射性カリウム40がどれも数千ベクレル/kgという高濃度で含まれています。これも安全とは言えません。

なので、灰を測った時こういう結果が出ますと「この灰は安全ですか？」とほぼ聞かれます。私は灰にするのは悪いものがギュッと濃縮される点と、飛散しやすい点で、「危険が必ずあります」と答えるようにしています。「灰を扱う時は、くれぐれも吸い込んだりしないように、必ず防護してください」とお伝えしています。

放射能を蓄積しやすい部位

同じ食品でも、放射能を蓄積しやすい部位があります。例えば「お米」で言えば「米ぬか（胚芽、糠層）」です。京都測定所で測ったもので、それが確認できた事例がありました。下記の表は、全て同じ田で収穫された米を、玄米、精米した白米、その時出た米ぬかの3パターンで測定し、比較したもので

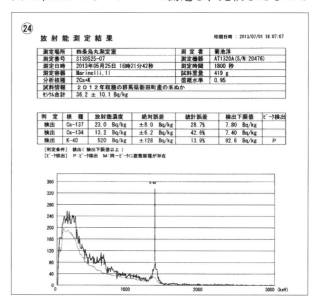

測定物	セシウム137	セシウム134	測定年月	備考
群馬県産　玄米	2.35±1.26Bq/kg	2.19±1.11Bq/kg	2013年11月3日	㉒
上記を精米した白米	検出と見なせず	検出と見なせず	2013年11月3日	㉓
上記を精米した時の米ぬか	23.0±8.0Bq/kg	13.2±6.2Bq/kg	2013年5月25日	㉔

※測定日の違いや測定時間の違いがありますので厳密な比較ではありません（玄米、白米は5月に測定したものを保管し、11月に再測定したものです）。
※セシウム134は、天然核種ビスマス214とカリウム40の影響もあり、数値が実際より高く出る場合があります。
※白米の測定結果は、統計誤差が100％を超えていましたので、検出とは見なせません（㉓）。

す。米ぬかに放射能が蓄積されやすいことを示しています。

　一般的には「玄米」は身体に良いとされていますが、原発事故後で言えば注意が必要です。やはり測定して確認することが重要だと考えます。

5　まとめとお願い

　2020年に発生した新型コロナウイルスの感染流行により、京都測定所も大きな影響を受けました。測定所に足を運んでいただける方が減り、測定のご依頼も減ってしまいました。何よりも測定スタッフが測定所に来ること自体が難しくなってしまいました。

　そのため、自主測定を行って食品他の状況を監視することも、停滞しているのが正直な現状です。

　しかし、これまでの8年間を振り返ってみますと、当測定所が測った結果からも放射能汚染が継続していることは明らかであり、今後もこの活動を続けていかなければいけないと私たちは考えています。

　これまで多くの市民の方に支えていただいてきた測定所ですので、ぜひ今後もご支援をお願いする次第です。

　郵送でも測定依頼に応じていますので、ぜひ測定をご依頼ください。

　会員、サポーター会員として、ぜひ測定所を支えてください。

　スタッフとして、測定所の運営にぜひ加わってください。

　よろしくお願いいたします。

原発事故10年　今も続く放射能による健康被害
子どもたちの未来を守るために

発行日　2021年5月15日

発　行　京都・市民放射能測定所

　　　　〒612-0066 京都市伏見区桃山羽柴長吉中町55-1コーポ桃山105

　　　　TEL/FAX　075-622-9870

　　　　E-mail　shimin_sokutei@yahoo.co.jp

　　　　H　P　http://nukecheck.namaste.jp/

　　　　BLOG　https://crmskyoto.exblog.jp/

編　集　奥森祥陽、佐藤和利

イラスト　楠本寛子

助　成　こんどプロジェクト福島原発事故避難者支援活動助成金

印　刷　株式会社 耕文社

　　　　〒536-0016 大阪市城東区蒲生1丁目3-24

　　　　TEL　06-6933-5001